药理学学习指导

（第二版）

主　编　云　宇　杨建宇

副主编　王　蕾　罗海芸　马文婕　黄　宁

编　者　（以姓氏汉语拼音为序）

郭　英　何光超　和丽芬　黄　宁

李　晨　龙　榕　罗海芸　马加庆

马文婕　王　蕾　熊云霞　许宇辉

杨　泳　杨建宇　云　宇

北　京

内 容 简 介

本书在归纳总结了多本药理学教材中涉及的主要知识点,同时参考了近年来医药类各级考试中所涉及的药理学试题模式基础上编写而成。全书共 42 章,每章包括大纲要求、复习思考题两部分内容。大纲要求部分参考了高等医学院校药理学教材的教学大纲、执业医师及执业药师考试药理学部分的大纲;复习思考题包括选择题(A1、A2、B1、X 型题)、问答题、病案分析题。突出重点内容,有助于学习记忆、复习和考前训练。

本书供医药类本科学生学习,研究生入学考试、专科生和成人自学考试、执业医师和执业药师考试复习使用,也可供本专业教师教学使用。

图书在版编目(CIP)数据

药理学学习指导 / 云宇,杨建宇主编 . —2 版 . —北京:科学出版社,2023.6

ISBN 978-7-03-075383-0

Ⅰ. ①药⋯ Ⅱ. ①云⋯ ②杨⋯ Ⅲ. ①药理学 - 医学院校 - 教学参考资料 Ⅳ. ① R96

中国国家版本馆 CIP 数据核字(2023)第 062403 号

责任编辑:丁海燕 / 责任校对:杨 赛
责任印制:赵 博 / 封面设计:涿州锦晖

科 学 出 版 社 出版
北京东黄城根北街16号
邮政编码:100717
http://www.sciencep.com
北京天宇星印刷厂印刷
科学出版社发行 各地新华书店经销
*
2016年1月第 一 版 开本:850×1185 1/16
2023年6月第 二 版 印张:7 3/4
2025年1月第十一次印刷 字数:221 000
定价:41.00元
(如有印装质量问题,我社负责调换)

第二版前言

党的二十大报告对新时代新征程上推进健康中国建设作出了新的战略部署，提出"把保障人民健康放在优先发展的战略位置"。这凸显了以人民为中心的发展思想，是推进中国式现代化的重要内涵。这对医药卫生事业提出了更高要求。贯彻落实党的二十大决策部署，积极推动健康事业发展，离不开人才队伍建设。"培养造就大批德才兼备的高素质人才，是国家和民族长远发展大计。"教材是教学内容的重要载体，是教学的重要依据、培养人才的重要保障。本次教材修订旨在贯彻党的二十大报告精神，坚持为党育人、为国育才。

药理学是医学和药学的重要基础课程之一，同时也是较难学习、掌握的一门课，其内容覆盖面广，大量知识点不仅需要记忆，也需要深入理解。在教育改革后，本课程的学时数被大大削减，学生须自主学习的内容大量增加，学习难度进一步加大。

为了提高教师教学的效率，帮助学生自主学好药理学这门课程，编者结合自己多年在教学实践中总结的经验，在本书中归纳总结了药理学教材中涉及的主要知识点，同时参照了近年来医药类各级考试中所涉及的药理学试题模式，将这些融会贯通到书中。全书共42章，每章包括大纲要求、复习思考题两部分。大纲要求部分参考了高等医学院校药理学教材的教学大纲、国家执业医师及执业药师考试药理学部分的大纲；复习思考题包括选择题（A1、A2、B1、X型题）、问答题、病案分析题。突出重点内容，有助于学生记忆、复习和考前训练。本书在考察学生"三基"的前提下还提供案例的讨论，培养学生分析问题、解决问题的能力。

本书供医药类本科学生学习，研究生入学考试、专科生和成人自学考试、执业医师和执业药师考试复习使用，也可供本专业教师教学使用。

由于编者经验和水平有限，书中可能会有不足之处，恳请各位读者及同行专家批评指正。

编 者

2023 年 3 月

目 录

第一章 绪 言

━━━━ 大纲要求 ━━━━

一、掌握

药理学、药物、药物效应动力学（药效学）、药物代谢动力学（药代动力学、药动学）的定义。

二、熟悉

药理学的学科地位、任务。

三、了解

药理学的主要研究方法和发展简史。

━━━● 复习思考题 ○●━━━

一、选择题

（一）A1型题

1. 药理学研究的是
   A. 生物机体的各种生命现象
   B. 药物配制理论、生产技术
   C. 药物与机体间的相互作用
   D. 药物的化学结构
   E. 疾病的病理改变及病理生理过程

2. 以下研究属于药效学的是
   A. 在药物影响下机体功能的变化
   B. 机体如何对药物进行消除
   C. 如何提高药物制剂水平
   D. 血药浓度随时间变化的规律
   E. 药物的体内过程

3. 以下研究属于药代学的是
   A. 在药物影响下机体功能的改变
   B. 药物的不良反应
   C. 药物的作用机制
   D. 机体如何对药物进行处置
   E. 药物的临床应用

4. 药物
   A. 可以预防疾病
   B. 可以治疗疾病
   C. 可以用于疾病的诊断
   D. 与毒药无化学本质的区别
   E. 以上说法皆对

5. 临床药理学的研究对象是
   A. 离体器官   B. 人体
   C. 小鼠   D. 大鼠
   E. 以上说法皆对

6. 我国现存最早的本草著作是
   A.《新修本草》   B.《神农本草经》
   C.《神农本草经集注》 D.《本草纲目》
   E.《本草纲目拾遗》

7. 被称为世界上第一部药典的书籍是
   A.《新修本草》   B.《神农本草经》
   C.《神农本草经集注》 D.《本草纲目》
   E.《本草纲目拾遗》

8. Ⅳ期临床试验的目的是
   A. 在健康志愿者中检验药物安全性
   B. 收集新药在一定剂量范围内的药物代谢动力学和生物利用度数据
   C. 在患者中进行药物的初步药效学评价
   D. 扩大试验，在300例患者中评价药物的有效性和安全性
   E. 新药上市后在社会人群中继续进行安全性和有效性评价

9. 不属于新药临床前研究内容的是
   A. 药物制备工艺路线   B. 动物药效学研究
   C. 动物药代学研究   D. 毒理学研究
   E. 人体安全性评价研究

（二）A2型题

10. 某药厂开发的新药，采用与已上市药物随机对照的方法在多中心临床应用治疗良性前列腺增生症136例。随机对照试验结果显示，该新药较已上市的药物治疗良性前列腺增生起效更快。试问该新药目前进行到新药研发的哪一阶段
    A. 临床前研究   B. Ⅰ期临床
    C. Ⅱ期临床   D. Ⅲ期临床
    E. Ⅳ期临床

11. 在体外细胞培养的基础上用某新药处理人鼻咽癌（CNE-1）细胞4天，而后应用光镜、电镜、集落形成试验、DNA凝胶电泳及流式细胞仪分析CNE-1细胞增殖及凋亡情况。结果表明该新药具有诱导鼻咽癌细胞凋亡作用。试问这属于药物研发的哪一环节
    A. 临床前研究　　　　　B. Ⅰ期临床
    C. Ⅱ期临床　　　　　　D. Ⅲ期临床
    E. Ⅳ期临床

（三）B1型题

（12～15题共用备选答案）
    A. 临床前研究　　　　　B. Ⅰ期临床
    C. Ⅱ期临床　　　　　　D. Ⅲ期临床
    E. Ⅳ期临床

12. 在实验动物进行的药效学、药动学观察属于
13. 在健康志愿者进行的药理学及安全性实验属于
14. 药物制备工艺路线的考察属于
15. 药物在特殊人群使用的安全性、有效性考察一般属于

（四）X型题

16. 药理学的研究对象包括
    A. 药物　　　　　　　　B. 人体
    C. 病原体　　　　　　　D. 肿瘤细胞
    E. 药物结构

17. 药效学的研究内容包括
    A. 在药物影响下机体功能的变化
    B. 药物的不良反应
    C. 药物的临床应用
    D. 机体如何对药物进行处置
    E. 药物的体内过程

18. 药代学的研究内容包括
    A. 血药浓度随时间变化的规律
    B. 药物的药理效应
    C. 药物的构效关系
    D. 机体对药物进行处置的方式
    E. 药物的体内过程

19. 药理学的学科任务包括
    A. 阐明药物与机体相互作用的基本规律和原理
    B. 指导临床合理用药
    C. 为新药的研发提供实验资料
    D. 为探索生命科学提供重要科学依据和研究方法
    E. 研究药物的构效关系

二、简答题

试述新药研发的主要阶段和相关内容。

（王 蕾）

第二章 药物效应动力学

大纲要求

一、掌握

1. 药物的基本作用与药物作用两重性的区别。

2. 药物治疗作用和不良反应的概念，副作用的概念及特性。

3. 药物剂量与效应关系、量-效曲线及曲线上几个特定位点、量反应、质反应、效能、效价强度、治疗指数及意义。

4. 作用于受体的药物分类，包括亲和力（K_D）及内在活性，激动药，拮抗药（竞争性拮抗药、非竞争性拮抗药），部分激动药。

二、熟悉

1. 药物作用与药理效应的定义。

2. 对因治疗；对症治疗；药物不良反应中的毒性反应、后遗效应、停药反应、变态反应、特异质反应、依赖性的概念及特点。

3. 受体的概念及特性；第二信使的概念、种类和功能；受体的调节概念及其临床意义。

三、了解

1. 药物作用的特异性和选择性。

2. 药物的局部作用和全身作用。

3. 亲和力指数（pD₂）、拮抗参数（pA₂）的概念和意义。

4. 受体的类型。

复习思考题

一、选择题

（一）A1型题

1. 药物的基本作用是
   A. 治疗作用和不良反应
   B. 局部作用和全身作用
   C. 兴奋作用和抑制作用
   D. 选择性作用和非选择性作用
   E. 特异性作用

2. 下列药物哪项实现的是对因治疗
   A. 硝酸甘油治疗心绞痛
   B. 头孢曲松治疗革兰氏阴性菌所致感染
   C. 硝苯地平治疗高血压
   D. 二甲双胍治疗糖尿病
   E. 对乙酰氨基酚治疗感冒引起的发热

3. 下列关于药物作用选择性的描述，正确的是
   A. 药物作用特异性强则其产生的药理效应选择性也高
   B. 随着剂量增大，药物的选择性上升
   C. 选择性高的药物作用范围广，不良反应多见
   D. 选择性低的药物作用范围窄，不良反应少见
   E. 药物对某些组织器官的作用明显，而对另一些组织器官作用较弱或无影响的现象

4. 效能为药物的
   A. 最小有效量
   B. 半数有效量
   C. 等效剂量
   D. 最大效应
   E. 半最大效应

5. 下列关于药物 K_D 描述正确的是
   A. 描述药物与受体亲和力的指标
   B. 反映药物内在活性的指标
   C. K_D 越大，则药物与受体的亲和力越大
   D. K_D 越大，则药物的内在活性越大
   E. 其负对数是亲和力指数pA₂

6. 下列哪个参数可以更好地表示药物安全性
   A. 最小有效量
   B. 半数有效量
   C. 半数致死量
   D. 治疗指数
   E. 等效剂量

7. 下列药物中安全性较高的是
   A. ED₅₀=50mg/kg，LD₅₀=100mg/kg
   B. ED₅₀=20mg/kg，LD₅₀=50mg/kg

C. $ED_{50}=30mg/kg$，$LD_{50}=50mg/kg$

D. $ED_{50}=10mg/kg$，$LD_{50}=50mg/kg$

E. $ED_{50}=40mg/kg$，$LD_{50}=50mg/kg$

8. A药比B药的效价强度高，该说法正确的依据是

　A. A药的ED_{50}比B药大

　B. A药的ED_{50}比B药小

　C. A药的LD_{50}比B药大

　D. A药的LD_{50}比B药小

　E. A药的LD_{50}/ED_{50}比B药大

9. 关于药物的亲和力，下列说法正确的是

　A. 药物穿透生物膜的能力

　B. 药物与受体结合后产生效应的能力

　C. 可以用解离常数K_D表示，K_D越大，表明亲和力越低

　D. 药物水溶性的大小

　E. 药物脂溶性的强弱

10. 关于药物的内在活性，下列说法正确的是

　A. 药物水溶性的大小

　B. 药物与受体结合后产生效应的能力

　C. 药物与受体结合的能力

　D. 药物穿透生物膜的能力

　E. 药物脂溶性的强弱

11. 部分激动药的特点是

　A. 有较强的亲和力，有较强的内在活性

　B. 有较强的亲和力，无内在活性

　C. 无亲和力，有较强的内在活性

　D. 有较强的亲和力，内在活性较弱

　E. 无亲和力，无内在活性

12. 药物与受体结合后，可以激动或阻断受体，这取决于药物的

　A. 亲和力　　　　　B. 内在活性

　C. 脂溶性　　　　　D. 剂量

　E. 选择性

13. 某药物的量效曲线向右平行移动，E_{max}不变，这提示

　A. 该药物的效能增加

　B. 该药物的效能减弱

　C. 该药物的效价强度增加

　D. 该药物的效价强度减弱

　E. 该药物的作用机制改变

14. 药物作用是指

　A. 药物产生药理效应的能力

　B. 药物和生物大分子间的初始作用

　C. 药物的内在活性

　D. 药物的理化性质

　E. 药物的脂溶性

15. 受体的化学本质是

　A. 配体的一种　　　　B. 第二信使

　C. 神经递质　　　　　D. 酶

E. 蛋白质

16. 对称S形的量效曲线应为

　A. 纵坐标为剂量，横坐标为效应

　B. 纵坐标为效应，横坐标为剂量

　C. 纵坐标为效应，横坐标为对数剂量

　D. 纵坐标为对数剂量，横坐标为效应

　E. 纵坐标为对数剂量，横坐标为对数效应

17. 副作用的产生是由于

　A. 患者的遗传变异　　B. 药物的安全范围小

　C. 患者的特异性体质　D. 患者的肝肾功能不良

　E. 药物作用的选择性低

18. 量效曲线图上，A药在B药的左侧，且B药的量效曲线比A药高，则下述哪种评价是正确的

　A. B药的效价强度和最大效能均较大

　B. A药的效价强度和最大效能均较大

　C. A药的效价强度比B药大

　D. A药的效能比B药大

　E. B药的效价强度比A药大

19. 药物的效能可反映药物的

　A. 内在活性　　　　　B. 时效关系

　C. 亲和力　　　　　　D. 量效关系

　E. 效价强度

20. 关于药物量效关系的说法，错误的是

　A. 量效关系是指在一定剂量范围内，药物剂量与效应间的依赖关系

　B. 量效关系可用剂量-效应曲线或浓度-效应曲线表示

　C. 横坐标为对数剂量或浓度时，量效曲线为直方双曲线

　D. 横坐标为对数剂量或浓度时，量效曲线为对称S形曲线

　E. 离体试验中，横坐标可为药物浓度

21. 药理效应是

　A. 药物的初始作用　　B. 药物作用的原因

　C. 药物作用的特异性　D. 药物作用的选择性

　E. 药物作用的结果

22. pD_2是

　A. 解离常数　　　　　B. 解离常数的负对数

　C. 拮抗常数的负对数　D. 拮抗常数

　E. 氢离子浓度的负对数

23. 拮抗参数pA_2是

　A. 使激动剂的效应增加1倍时所加竞争性拮抗剂浓度的负对数

　B. 使激动剂的效应不变时所加非竞争性拮抗剂浓度的负对数

　C. 使激动剂的效应增加1倍时所加激动剂浓度的负对数

D. 使激动剂的浓度增加1倍时所加竞争性拮抗剂浓度的负对数

E. 使激动剂的浓度增加1倍时所加非竞争性拮抗剂浓度的负对数

24. 从下列 pD_2 值中可知，与受体亲和力最小的是
A. 1　　　　B. 2　　　　C. 3
D. 4　　　　E. 5

25. 喷他佐辛与吗啡同为镇痛药，但喷他佐辛可剂量依赖地抑制吗啡的镇痛作用，该现象的药理学原理为
A. 二者间可产生化学性拮抗
B. 二者间可产生物理性拮抗
C. 二者间可产生生理性拮抗
D. 快速耐受性
E. 喷他佐辛可在受体层面拮抗吗啡作用

26. 下列受体中具有酪氨酸激酶活性的是
A. M 受体　　　　　　B. N 受体
C. β 受体　　　　　　D. GABA 受体
E. 胰岛素受体

27. 耐受性是
A. 多次用药后，机体反应性降低，需加大剂量才能维持原有疗效的现象
B. 连续用药后，可使机体对药物产生生理或心理的需求
C. 多次用药后，病原微生物对抗菌药的敏感性降低甚至消失的现象
D. 长期使用激动药造成受体数量或敏感性提高而发生的现象
E. 长期使用拮抗药造成受体数量或敏感性提高而发生的现象

28. 下列药物作用机制中属于非特异性作用机制的是
A. 山莨菪碱阻断 M 受体而缓解胃肠平滑肌痉挛
B. 卡托普利抑制血管紧张素转化酶而降压
C. 硝苯地平阻滞钙通道而降血压
D. 强心苷抑制 Na^+、K^+-ATP 酶而增强心肌收缩力
E. 碳酸氢钠通过酸碱中和作用治疗胃溃疡

29. 糖皮质激素受体属于
A. G 蛋白偶联受体　　B. 配体门控离子通道受体
C. 酶活性受体　　　　D. 电压依赖性 Ca^{2+} 通道
E. 细胞内受体

30. 芬太尼为阿片受体激动剂，其作用效价强度为吗啡的100倍，表明
A. 芬太尼的效能约为吗啡的100倍
B. 芬太尼的最大效应约为吗啡的100倍
C. 芬太尼0.04mg与吗啡4mg的镇痛作用大致相同
D. 吗啡0.04mg与芬太尼4mg的镇痛作用大致相同
E. 芬太尼 LD_{50} 为吗啡的1/100

31. A 药比 B 药安全，支持该说法的依据是
A. A 药的 ED_{50} 比 B 药小
B. A 药的 LD_{50} 比 B 药小
C. A 药的 ED_{50}/LD_{50} 比 B 药大
D. A 药的 LD_{50}/ED_{50} 比 B 药小
E. A 药的 LD_{50}/ED_{50} 比 B 药大

32. 下列药理实验中，药理效应属于质反应的是
A. 测量药物对血压的影响
B. 测量药物对尿量的影响
C. 测量药物对心率的影响
D. 测量药物对血管张力的影响
E. 测量药物在人群中的有效率

33. 下列关于拮抗药的描述错误的是
A. 竞争性拮抗药使激动药量效曲线平行右移，E_{max} 不变
B. 竞争性拮抗药使激动药量效曲线右移，E_{max} 下降
C. 竞争性拮抗药中毒可通过加大激动药剂量解救
D. 竞争性拮抗药与受体为可逆性结合
E. 竞争性拮抗药不降低激动药效能

（二）A2 型题

34. 某女，23岁，服用东莨菪碱预防晕车，但觉得口干、想喝水，这是药物的
A. 停药反应　　　　　B. 副作用
C. 特异质反应　　　　D. 后遗效应
E. 毒性反应

35. 某男，56岁，使用地西泮治疗失眠，连续使用后效果减弱，为获得治疗效果需不断增加地西泮用量，这是因为对药物产生了
A. 副作用　　　　　　B. 依赖性
C. 成瘾性　　　　　　D. 耐受性
E. 耐药性

36. 某女，38岁，因罹患慢性疾病长期使用糖皮质激素，停药3个月后，皮质功能仍未恢复，这属于药物的
A. 停药反应　　　　　B. 副作用
C. 特异质反应　　　　D. 后遗效应
E. 毒性反应

37. 某女，52岁，因高血压服用普萘洛尔治疗6个月。自感症状缓解而擅自停药后出现血压升高，这属于药物的
A. 副作用　　　　　　B. 后遗效应
C. 变态反应　　　　　D. 毒性反应
E. 停药反应

38. 某男，65岁，使用地高辛治疗慢性充血性心力衰竭。肾功能下降时未及时调整剂量，出现窦性心动过缓、房室传导阻滞。这属于药物的
A. 毒性反应　　　　　B. 副作用
C. 变态反应　　　　　D. 特异质反应

E. 继发反应

39. 某男，22岁，葡萄糖-6-磷酸脱氢酶缺陷患者。出国务工期间，因罹患疟疾而使用伯氨喹，用药后发生急性溶血性贫血。这属于药物的
    A. 变态反应   B. 副作用
    C. 毒性反应   D. 特异质反应
    E. 继发反应

40. 某男，21岁。因吸食吗啡过量出现中毒症状，采用纳洛酮进行治疗。纳洛酮对吗啡量效曲线的影响是
    A. 右移，最大效应降低
    B. 左移，最大效应降低
    C. 平行左移，最大效应不变
    D. 平行右移，最大效应不变
    E. 不变

41. 某男，65岁。因服用酚苄明过量出现直立性低血压，采用去甲肾上腺素进行治疗，效果不佳。酚苄明对去甲肾上腺素量效曲线的影响是
    A. 右移，最大效应降低
    B. 左移，最大效应降低
    C. 平行左移，最大效应不变
    D. 平行右移，最大效应不变
    E. 不变

42. 某女，19岁。感染梅毒螺旋体，使用青霉素静脉滴注治疗。滴注时患者面色苍白、感觉胸闷、出冷汗、脉细弱、血压下降。这属于青霉素所致的
    A. 变态反应   B. 副作用
    C. 毒性反应   D. 特异质反应
    E. 继发反应

（三）B1型题

（43～47题共用备选答案）
    A. 变态反应   B. 副作用
    C. 停药反应   D. 后遗效应
    E. 毒性反应

43. 反应严重程度与剂量无关的是

44. 治疗量发生的是

45. 剂量过大或用药时间过长导致的是

46. 停药后残留的药理效应是

47. 突然停药后原有疾病加剧，这是药物的

（48～51题共用备选答案）
    A. 激动药   B. 反向激动药
    C. 部分激动药   D. 非竞争性拮抗药
    E. 竞争性拮抗药

48. 与受体亲和力较强，且有较强内在活性的是

49. 与受体亲和力较强，但内在活性较弱的是

50. 使激动药量效曲线平行右移，但最大效应不变的是

51. 使激动药量效曲线右移，最大效应下降的是

（52～54题共用备选答案）
    A. 药物亲和力的定量表示
    B. 药物解离常数的定量表示
    C. 药物内在活性的定量表示
    D. 竞争性拮抗药与受体最大效能定量表示
    E. 竞争性拮抗药与受体亲和力定量表示

52. pA_2 是指

53. pD_2 是指

54. K_D 是指

（55、56题共用备选答案）
    A. 两重性   B. 选择性   C. 特异性
    D. 兴奋   E. 抑制

55. 药物可影响机体的多种功能或只影响一种功能，这是药物的

56. 药物既能治病也能致病，这是药物的

（57～60题共用备选答案）
    A. 极量
    B. 能引起50%动物出现阳性反应的剂量
    C. 能引起50%最大效应的药物浓度
    D. LD_{50}/ED_{50}
    E. 最小有效量与最小中毒量之间的范围

57. 半最大效应浓度

58. 半数有效量

59. 治疗指数

60. 国家药典规定的药物最大允许用量

（四）X型题

61. 药物作用的两重性包括
    A. 治疗作用   B. 兴奋作用
    C. 抑制作用   D. 不良反应
    E. 局部作用和全身作用

62. 以下哪些现象属于药物的不良反应
    A. 毒性反应   B. 副作用
    C. 停药反应   D. 过敏反应
    E. 首过消除

63. 以下哪些属于药物的第二信使
    A. cAMP   B. ATP
    C. GTP   D. cGMP
    E. Ca^{2+}

64. 竞争性拮抗药的特点是
    A. 本身能产生与激动药相反的药理效应
    B. 能减弱激动药的最大效应
    C. 能使激动药的量效曲线平行右移
    D. 不能改变激动药的效能
    E. 可削弱激动药的效价强度

65. 部分激动药的特点是
    A. 本身可以产生药理效应
    B. 具有激动药与拮抗药的双重特性

C. 内在活性较弱

D. 亲和力较强

E. 与完全激动药合用，可以拮抗完全激动药的作用

66. 配体与受体结合的化学力包括

A. 离子键　　　　　B. 共价键

C. 氢键　　　　　　D. 范德瓦尔斯力

E. 亲和力

67. 有关效能和效价强度的叙述，正确的是

A. 效能是药物的最大效应

B. 效能高的药物效价强度也高

C. 效价强度用药物产生等效反应时的相对剂量来衡量

D. 半最大效应浓度（EC$_{50}$）越小的药物，其效价强度越大

E. 效价强度是药物的最大效应

68. 下列药物中能在同一受体产生竞争性拮抗作用的是

A. 毛果芸香碱与肾上腺素

B. 毛果芸香碱与阿托品

C. 地西泮与氟马西尼

D. 纳洛酮与吗啡

E. 去甲肾上腺素与硝酸甘油

69. 下列有关内在活性的描述，正确的是

A. 内在活性是药物与受体结合的能力

B. 内在活性是药物与受体结合后引起效应的能力

C. 内在活性越大，则药物效价强度越强

D. 内在活性越大，则药物效能越强

E. 内在活性越大，则药物作用维持时间越长

70. 有关量效关系的描述，正确的是

A. 在一定范围内，药理效应强度与血浆药物浓度呈正相关

B. 质反应的量效曲线可以反映药物效能和效价强度

C. ED$_{50}$是只在质反应中出现的剂量

D. 量反应的量效关系呈常态分布曲线

E. 量反应的量效曲线可以反映药物效能和效价强度

71. 可作为用药安全性的指标有

A. LD$_{50}$/ED$_{50}$

B. 治疗窗

C. LD$_5$与ED$_{95}$之间的距离

D. ED$_{50}$/LD$_{50}$

E. LD$_1$与ED$_{99}$的比值

72. 下列正确的描述是

A. 药物可通过占领受体发挥效应

B. 药物激动受体一定可以产生兴奋效应

C. 抑制的效应一定是通过阻断受体实现

D. N型乙酰胆碱受体属于配体门控离子通道受体

E. 在一定范围内，药理效应的强弱与被占领的受体

数目成正比

73. 关于副作用，以下说法正确的是

A. 在治疗量发生

B. 与患者体质异常有关

C. 与药物选择性低有关

D. 与治疗作用之间会随着治疗目的不同而转换

E. 药物固有的作用

74. 下列说法错误的是

A. 效能高的药物其效价强度也一定高

B. 治疗指数越大的药物其安全性也越高

C. 激动受体不一定产生兴奋的效应

D. K$_D$越大，则药物与受体的亲和力越小

E. 横坐标为对数浓度时，量反应的量效曲线为对称S形曲线

75. 受体阻断药的特点是

A. 与受体亲和力高而无内在活性

B. 与受体亲和力高而有较弱内在活性

C. 本身可产生药理效应

D. 可拮抗内源性配体的效应

E. 无亲和力也无内在活性

76. 下列关于受体的叙述，错误的是

A. 受体是介导细胞信号转导的功能蛋白

B. 受体都位于细胞膜上

C. 受体的分布密度是固定不变的

D. 受体与配体或激动药结合后都引起兴奋性效应

E. 药物都是通过激动或阻断受体而发挥作用的

二、问答题

1. 什么是药物的不良反应？其种类有哪些？

2. 在某一药物的量效曲线上可以获得哪些信息？半数有效量与半最大效应剂量的区别是什么？

3. 效价强度与效能在临床用药上有何意义？

4. 药物作用与药理效应的区别与联系有哪些？

5. 竞争性拮抗药与非竞争性拮抗药对激动药量效曲线的不同影响有哪些？

6. 什么是药物作用的特异性？什么是药物作用的选择性？

三、病案分析题

患者，男，59岁。长期使用β受体阻断药普萘洛尔治疗高血压，后因发生间歇性跛行而停止使用该药，突然停药时出现了心肌梗死。

问题：

1. 该现象属于药物的哪种不良反应，应如何避免？请解释该现象发生的原因。

2. 如果该不良反应已经发生，应如何处理？

第三章　药物代谢动力学

大纲要求

一、掌握

1. 单纯扩散及影响因素（特别强调药物所处环境pH和药物解离度对药物跨膜转运的影响），离子障的概念。
2. 吸收、首过消除、肝肠循环的概念。
3. 消除的概念，一级消除动力学的概念和特点，稳态血药浓度的概念。
4. 药代动力学基本参数：消除半衰期、生物利用度的概念、计算公式，理解其药理学意义。

二、熟悉

1. 被动转运、主动转运、易化扩散的概念及特点。
2. 肝药酶概念及特性。药物分布、再分布，血浆蛋白结合率，结合型药物的特点，血脑屏障和胎盘屏障。药物的生物转化：药酶抑制剂、药酶诱导剂；药物的排泄：肾脏排泄，胆汁排泄。
3. 零级消除动力学的概念、特点。
4. 表观分布容积的概念及意义；负荷量、清除率的含义。

三、了解

各种给药途径对药物吸收的影响。

复习思考题

一、选择题

（一）A1型题

1. 按一级动力学消除的药物，其血浆半衰期等于
   A. $k/0.693$
   B. $0.693/k$
   C. $C_0/2k_0$
   D. $k_0/2C_0$
   E. $2.303/k$

2. 关于离子障，以下说法正确的是
   A. 离子型药物可以自由穿透，非离子型药物不可穿透
   B. 离子型药物不可以自由穿透，非离子型药物亦不可穿透
   C. 离子型药物可以自由穿透，非离子型药物亦可自由穿透
   D. 离子型药物不可以自由穿透，非离子型药物可自由穿透
   E. 以上皆错

3. 大多数药物在体内跨膜转运的主要方式是
   A. 简单扩散
   B. 主动转运
   C. 易化扩散
   D. 滤过
   E. 胞饮

4. 按一级动力学消除的药物，其血浆半衰期
   A. 随给药剂量变化
   B. 随给药途径变化
   C. 随给药间隔变化
   D. 随给药时辰变化
   E. 固定不变

5. 某一级动力学消除的药物血浆半衰期为12h，单次给药后其在体内基本消除的时间是
   A. 6h
   B. 12h
   C. 24h
   D. 36h
   E. 60h

6. 大多数药物进入细胞的方式是
   A. 简单扩散，一级动力学
   B. 简单扩散，零级动力学
   C. 主动转运，一级动力学
   D. 主动转运，零级动力学
   E. 以上皆错

7. 一级动力学消除的药物，等剂量等间隔给药，到达稳态血药浓度的时间长短取决于
   A. 给药剂量
   B. 给药间隔
   C. 半衰期
   D. 生物利用度
   E. 曲线下面积（AUC）

8. 一级动力学消除的药物，每$t_{1/2}$给药一次，如果需要立即达到稳态血药浓度，可首次给予
   A. 半倍剂量
   B. 加倍剂量
   C. 3倍剂量
   D. 4倍剂量
   E. 5倍剂量

9. 关于表观分布容积（V_d）小的药物，下列说法哪种正确

A. 与组织的亲和力大

B. 与血浆蛋白结合少，集中分布于血浆

C. 与血浆蛋白结合多，集中分布于血浆

D. 与血浆蛋白结合少，可进入细胞内液

E. 以上皆错

10. 保泰松可明显升高苯妥英钠的游离药物浓度，这是因为保泰松

A. 增加苯妥英钠的吸收

B. 抑制苯妥英钠的代谢

C. 增加苯妥英钠的代谢

D. 减少苯妥英钠与血浆蛋白的结合

E. 增加苯妥英钠与血浆蛋白的结合

11. 药物的 pK_a 是

A. 药物解离100%时的pH

B. 药物解离90%时的pH

C. 药物解离60%时的pH

D. 药物解离50%时的pH

E. 药物解离30%时的pH

12. 药物按零级动力学消除时意味着

A. 单位时间内按恒定的比例消除

B. 单位时间内按恒定的量消除

C. 单位时间内按变化的量消除

D. 大多数药物消除的方式

E. $t_{1/2}$ 不变

13. 丙磺舒能够延长青霉素作用时间，其原因是

A. 丙磺舒可以抑制 β- 内酰胺酶

B. 丙磺舒能增加青霉素的吸收

C. 丙磺舒能影响青霉素的分布

D. 丙磺舒能抑制青霉素的吸收

E. 丙磺舒能抑制青霉素的排泄

14. 吸收速度最快的给药途径是

A. 舌下　　　　B. 直肠

C. 静脉　　　　D. 口服

E. 吸入

15. 以下给药途径，没有首过消除的是

A. 舌下　　　　B. 直肠

C. 静脉　　　　D. 口服

E. 吸入

16. 药物经过生物转化后不会

A. 活性增强　　　B. 活性消失或减弱

C. 毒性增强　　　D. 毒性减弱

E. 脂溶性增强

17. 药物进入循环后，影响药物最初分布的因素是

A. 药物与血浆蛋白的结合

B. 器官血流量

C. 药物与组织的亲和力

D. 体内屏障

E. 药物的 pK_a 与体液的 pH

18. 以一级动力学消除的某药，其初始血药浓度是 20μg/L，消除速率常数 k 是 $0.03h^{-1}$，该药物的血浆半衰期是

A. 3.33h　　　　B. 23h

C. 33h　　　　D. 230h

E. 330h

19. 药物的时量曲线下面积（AUC）反映

A. 药物达到稳态浓度时所需要的时间

B. 药物的血浆 $t_{1/2}$ 长短

C. 药物消除的量

D. 药物在体内的分布情况

E. 在一定时间内药物进入循环的相对量

20. 胃液pH为0.9～1.5，下列药物中最易在胃内吸收的是

A. 奎宁（弱碱 pK_a 8.0）

B. 巴比妥（弱酸 pK_a 7.4）

C. 地西泮（弱碱 pK_a 3.4）

D. 阿司匹林（弱酸 pK_a 3.5）

E. 卡那霉素（弱碱 pK_a 7.2）

21. 到达时量曲线的峰值时，表明

A. 药物吸收过程已完成

B. 药物在体内分布已达到平衡

C. 药物吸收速度与消除速度相等

D. 药物的分布过程已完成

E. 药物消除过程才开始

22. 属于药物代谢Ⅱ相反应的是

A. 氧化　　　　B. 还原

C. 水解　　　　D. 羟基化

E. 与葡糖醛酸结合

23. 高血压危象时，需用硝普钠紧急抢救，适合选用的给药途径是

A. 口服　　　　B. 皮下注射

C. 肌内注射　　　D. 静脉滴注

E. 外敷

24. 随胆汁排出的药物或代谢物，在肠道内可被重吸收返回肝脏的现象是

A. 主动转运　　　B. 首过消除

C. 被动扩散　　　D. 肾小管重吸收

E. 肝肠循环

25. 关于一级消除动力学特点的说法，错误的是

A. 剂量增加，消除速率增加

B. 剂量增加，消除比例恒定不变

C. 剂量增加，消除半衰期延长

D. 平均稳态血药浓度与给药总量成正比

E. 剂量增加，消除速率常数恒定不变

26. 机体以最大能力消除药物时的方式为

A. 零级消除动力学　　B. 一级消除动力学

C. 快速消除　　　　　D. 经肝消除

E. 经肾消除

27. 某一级动力学消除的药物静脉给药100mg，3h后消除50mg。试问给药9h后，药物剩余量是

A. 40mg　　　　　　　B. 25mg

C. 12.5mg　　　　　　D. 6.25mg

E. 3.125mg

28. 某药物可基本均匀分布至全身体液，若该药物最低有效血药浓度为15μg/ml，试问要达到该血药浓度（70kg体重）需要的给药剂量是

A. 630mg　　　　　　B. 520mg

C. 420mg　　　　　　D. 315mg

E. 100mg

29. 某药物给药间隔为24h，给药剂量150mg时可获得稳态血药浓度9mg/L，若给药间隔改为12h，每次剂量为75mg时，5个半衰期后其可获得的稳态血药浓度是

A. 18mg/L　　　　　　B. 9mg/L

C. 6mg/L　　　　　　D. 4.5mg/L

E. 3mg/L

30. 某一级消除的口服药物因制造工艺改善，口服生物利用度提高20%。下列说法正确的是

A. 该药半衰期将延长

B. 该药表观分布容积将增加

C. 该药稳态血药浓度将提高

D. 该药清除率将增加

E. 该药消除速率常数将增加

31. 下列哪个药物是肝药酶的诱导剂

A. 氯霉素　　　　　　B. 克林霉素

C. 苯巴比妥　　　　　D. 奥美拉唑

E. 异烟肼

32. 等剂量等间隔多次重复给药，大多数药物基本达到稳态血药浓度所需的半衰期至少大约是

A. 1个　　　　　　　B. 3个

C. 5个　　　　　　　D. 7个

E. 9个

33. 药物的消除半衰期是指

A. 药物效果下降一半所需的时间

B. 血浆药物浓度下降一半所需的时间

C. 药物保质期的一半

D. 上次服药与下次服药时间的一半

E. 药物作用时间的一半

34. 口服药物的生物利用度是指

A. 消除的药量　　　　B. 实际给药量

C. 吸收入循环的量　　D. 吸收的速度

E. 吸收入循环的相对量和速度

35. 某药物 $t_{1/2}$ 为40h，给药间隔为每天一次，试问至少

给药几次后药物可达到稳态血药浓度

A. 1　　　　　B. 3　　　　　C. 5

D. 8　　　　　E. 12

（二）A2型题

36. 患者，女，56岁。因心力衰竭使用强心苷治疗。初始剂量为0.25mg，测得其初始血药浓度为50μg/L，其表观分布容积为

A. 1L　　　　　B. 5L　　　　　C. 0.2L

D. 0.5L　　　　E. 0.125L

37. 患者，男，45岁。因失眠使用镇静催眠药。某催眠药的 $t_{1/2}$ 为1h，给予100mg剂量后，患者在体内药物只剩12.5mg时便清醒过来，该患者睡了

A. 0.5h　　　　B. 2h　　　　　C. 3h

D. 4h　　　　　E. 5h

38. 患者，女，23岁。使用口服避孕药避孕。因患肺结核，使用利福平治疗。抗结核治疗后，意外怀孕。这是因为

A. 利福平对抗避孕药的作用

B. 利福平诱导肝药酶使避孕药代谢加速

C. 利福平加速避孕药的排泄

D. 利福平减少了避孕药的吸收

E. 利福平影响避孕药的分布

39. 某男，22岁，志愿者。其进行新药临床Ⅰ期试验，使用以一级动力学消除的某药，在达吸收高峰后抽血2次，血浆药物浓度分别为200μg/ml和6.25μg/ml，两次抽血间隔是12h，该药的血浆半衰期是

A. 48h　　　　　B. 24h　　　　C. 12h

D. 2.4h　　　　E. 1.2h

40. 某女，35岁。因有癫痫病需使用苯妥英钠治疗。已知苯妥英钠 $t_{1/2}$ 为24h，有效血药浓度为15μg/ml。请问至少要使用多久才可达此浓度

A. 12h　　　　　B. 24h　　　　C. 36h

D. 48h　　　　　E. 120h

41. 患者，男，56岁，使用华法林治疗房颤约1年。后因真菌感染使用氟康唑，用药后凝血酶原时间延长，并出现咯血症状。出现该现象的主要原因是

A. 氟康唑增加华法林吸收

B. 氟康唑与华法林竞争性结合血浆蛋白

C. 氟康唑抑制华法林肾脏排泄

D. 氟康唑可诱导肝药酶

E. 氟康唑可抑制肝药酶

42. 患者，男，62岁。因心绞痛使用硝酸甘油口服治疗。硝酸甘油口服只有10%的药物可进入循环，以致血药浓度过低而无效。下列说法中正确的是

A. 硝酸甘油活性低

B. 硝酸甘油效价强度低

C. 硝酸甘油生物利用度低

D. 硝酸甘油治疗指数低

E. 硝酸甘油排泄较快

43. 患者，女，21岁。因服用大量苯巴比妥引起昏迷，呼吸微弱，发现后急送医院。抢救措施中不合理的是

A. 静脉注射乳酸钠　　B. 静脉注射氯化铵

C. 静脉注射碳酸氢钠　D. 维持呼吸

E. 必要时行气管切开或插管

44. 药厂对某新药进行人体生物利用度研究，采用静脉注射与口服给药方式，给药剂量均为400mg，静脉给药和口服给药的 AUC 分别为40μg·h/ml 和36μg·h/ml。基于以上信息，关于该药生物利用度计算正确的是

A. 相对生物利用度为55%

B. 绝对生物利用度为55%

C. 相对生物利用度为90%

D. 绝对生物利用度为90%

E. 绝对生物利用度为50%

45. 患者，男，52岁。高血压病史。平时使用硝苯地平缓释片降压。因胃溃疡使用西咪替丁两天后，患者感觉头晕，测量血压100/56mmHg。该现象发生的可能原因是

A. 西咪替丁增加硝苯地平吸收

B. 西咪替丁与硝苯地平竞争血浆蛋白

C. 西咪替丁抑制硝苯地平肾脏排泄

D. 西咪替丁可诱导肝药酶

E. 西咪替丁可抑制肝药酶

（三）B1型题

（46～48题共用备选答案）

A. 吸收　B. 分布　C. 代谢　　D. 排泄　E. 消除

46. 酶作用下，药物化学结构的改变称为

47. 药物从给药部位进入血液称为

48. 药物从血液向组织细胞间液和细胞内液转运称为

（49～51题共用备选答案）

A. 解离多，重吸收少，排泄快

B. 解离少，重吸收多，排泄慢

C. 解离多，重吸收少，排泄慢

D. 解离少，重吸收少，排泄快

E. 解离多，重吸收多，排泄快

49. 弱碱性药物在酸性尿液中

50. 弱酸性药物在酸性尿液中

51. 弱酸性药物在碱性尿液中

（52～54题共用备选答案）

A. 消除速率常数　　B. 消除半衰期

C. 生物半衰期　　　D. 绝对生物利用度

E. 相对生物利用度

52. 同一药物相同剂量的试验制剂AUC与参比制剂AUC的比值称为

53. 单位时间内消除药物的比例称为

54. 血浆药物浓度下降一半的时间称为

（55～57题共用备选答案）

A. 生物利用度　　　B. 清除率

C. 消除半衰期　　　D. 消除速率

E. 表观分布容积

55. 用于评价药物吸收程度的药动学参数是

56. 用于推测药物在体内分布情况的药动学参数是

57. 消除器官在单位时间内清除药物的血浆容积是

（58～60题共用备选答案）

A. 吸收速度　　　　B. 消除速率常数

C. 血浆蛋白结合率　D. 剂量

E. 生物利用度

58. 可用于药物制剂质量评价的指标是

59. 决定半衰期长短的是

60. 决定起效快慢的是

（二）X型题

61. 药物在肝脏代谢后会

A. 活性增强　　　　B. 活性消失或减弱

C. 毒性增强　　　　D. 毒性减弱

E. 水溶性增强

62. 关于一级消除动力学，正确的描述是

A. 单位时间内按恒定的比例消除

B. 单位时间内按恒定的量消除

C. 单位时间内按变化的量消除

D. 大多数药物消除的方式

E. $t_{1/2}$ 不变

63. 下列反应中属于药物在肝脏代谢 I 相反应的是

A. 氧化反应　　　　B. 还原反应

C. 水解反应　　　　D. 与葡糖醛酸结合

E. 与硫酸结合

64. 下列关于药物与血浆蛋白结合后的叙述，正确的是

A. 可逆的　　　　　B. 不进行分布

C. 不进行代谢　　　D. 不进行排泄

E. 不失去药理活性

65. 以下参数中，属于药代动力学参数的是

A. 效能和效价强度　B. LD_{50}

C. $t_{1/2}$　　　　　　D. V_d

E. 清除率

66. 零级消除动力学的特点是

A. 单位时间内药物消除的比例恒定

B. 单位时间内药物消除的量恒定

C. 消除速率与血药浓度有关

D. 消除速率与血药浓度无关

E. $t_{1/2}=0.693/k$

67. 影响药物分布的因素有

A. 药物与血浆蛋白的结合

B. 器官血流量

C. 药物与组织的亲和力

D. 体内屏障

E. 药物的 pK_a 与体液的 pH

68. 下列因素中，能降低药物血浆蛋白结合率的是

A. 严重烧伤

B. 尿毒症

C. 肝硬化

D. 与血浆蛋白结合率很高的药物合用

E. 与血浆蛋白结合率很低的药物合用

69. 与肝药酶的抑制剂合用时，药物的效果比单独应用时会

A. 增强　　　　　B. 减弱

C. 不变　　　　　D. 无效

E. 相反

70. 按一级动力学消除的药物，关于其稳态血药浓度，下列描述正确的是

A. 其波动幅度与给药间隔成正比

B. 等剂量等间隔给药时，需经 $4 \sim 5$ 个 $t_{1/2}$ 才能达到稳态血药浓度

C. 其高低与给药总量成正比

D. 缩短给药间隔可以提前到达稳态血药浓度

E. 给药间隔为一个 $t_{1/2}$ 时，首剂量加倍可以提前到达稳态血药浓度

71. 影响药物血浆 $t_{1/2}$ 的因素有

A. 给药剂量　　　　B. 给药间隔

C. 肝功能　　　　　D. 肾功能

E. 给药途径

72. 关于药物在体内代谢的叙述，正确的是

A. 生物转化是药物消除的主要方式之一

B. 主要的氧化酶是细胞色素 P_{450} 酶

C. CYP_{450} 酶的活性个体差异较大

D. 有些药物可改变肝药酶的活性

E. CYP_{450} 酶对底物具有高度的选择性

73. 关于生物利用度的叙述正确的是

A. 药物经血管外给药后能被吸收进入体循环的相对量

B. 药物经血管外给药后能被吸收进入体循环的相对速度

C. 相对生物利用度可用于比较两种制剂的吸收情况

D. 与制剂的质量无关

E. 常被用来作为制剂的质量评价

74. 药物的消除主要是因为

A. 吸收　　　　　B. 分布

C. 代谢　　　　　D. 排泄

E. 生物转化

75. 下列现象属于药物药代学层面相互作用的是

A. 磺胺嘧啶与甲氧苄啶的合用

B. 药物间竞争与血浆蛋白结合

C. 改变药酶活性，影响药物代谢

D. 阿托品用于解救毛果芸香碱中毒

E. 改变尿液 pH，影响药物排泄

76. 能引起血浆中药物浓度下降的因素是

A. 吸收　　　　　B. 分布

C. 代谢　　　　　D. 排泄

E. 生物转化

二、问答题

1. 何谓 ADME 系统？

2. 何谓药物在体内的排泄、处置及消除？

3. 肝药酶对药物相互作用的影响有哪些？

4. 何谓半衰期？半衰期的意义是什么？

三、病案分析题

　　某一室模型一级动力学消除的催眠药，静脉注射某剂量的该药后，血药浓度为 2mg/L，经过 8h 后，患者醒来，此时血药浓度为 0.125mg/L。

问题：该药的消除半衰期是多长？若将剂量加倍，患者的睡眠时间会加倍吗？为什么？

（王　蕾）

第四章　传出神经系统药理概论

═══ 大纲要求 ═══

一、掌握

传出神经递质失活。

二、熟悉

1. 传出神经系统受体的命名、分型和效应。

2. 传出神经系统的生理功能及传出神经系统药物的分类。

三、了解

1. 传出神经系统递质的生物合成、储存、释放。

2. 传出神经系统效应的分子机制。

●○ 复习思考题 ○●

一、选择题

（一）A1型题

1. 下列有关传出神经的说法，正确的是

  A. 包括自主神经（植物神经）和运动神经

  B. 也称自主神经

  C. 有节前纤维和节后纤维之分

  D. 从中枢发出后，都要经过神经节更换神经元，才能到达效应器

  E. 从中枢发出后，中途不更换神经元，直接支配效应器

2. M受体命名的依据是

  A. 乙酰胆碱可兴奋之　　B. 毒蕈碱可兴奋之

  C. 多巴胺可兴奋之　　　D. 烟碱可兴奋之

  E. 去甲肾上腺素可兴奋之

3. 外周肾上腺素能神经可合成和释放的主要递质是

  A. 肾上腺素　　　　　　B. 去甲肾上腺素

  C. 多巴胺　　　　　　　D. 间羟胺

  E. 异丙肾上腺素

4. 乙酰胆碱作用消失的主要原因是

  A. 扩散入血液中被肝肾破坏

  B. 被突触前膜胺泵再摄取

  C. 被神经末梢的胆碱乙酰化酶水解

  D. 在突触间隙被胆碱乙酰化酶破坏

  E. 突触间隙的胆碱酯酶水解

5. 去甲肾上腺素合成的原料是

  A. 酪氨酸　　　　　　　B. 赖氨酸

  C. 甲硫氨酸　　　　　　D. 苏氨酸

  E. 异亮氨酸

6. 去甲肾上腺素释放到突触间隙后作用消失的主要原因是

  A. 单胺氧化酶代谢

  B. 儿茶酚胺氧位甲基转移酶代谢

  C. 胆碱酯酶代谢

  D. 神经末梢重摄取

  E. 肝药酶代谢

7. 激动外周β受体可引起

  A. 心脏兴奋，收缩压下降，瞳孔缩小

  B. 支气管收缩，冠状血管舒张

  C. 心脏兴奋，支气管舒张，糖原分解

  D. 支气管收缩，糖原分解，瞳孔缩小

  E. 心脏兴奋，皮肤黏膜、内脏血管收缩

8. 外周多巴胺受体主要分布在

  A. 瞳孔括约肌　　　　B. 汗腺和唾液腺

  C. 皮肤黏膜小血管　　D. 肾脏和肠系膜血管

  E. 心肌细胞和窦房结

9. 心肌细胞上的受体主要是

  A. β_1　　　　　　　　　B. β_2

  C. β_3　　　　　　　　　D. α_1

  E. α_2

10. 突触前膜α_2受体激动可引起

  A. 腺体分泌增加　　　B. 支气管舒张

  C. 骨骼肌血管舒张　　D. 去甲肾上腺素释放减少

  E. 乙酰胆碱释放减少

（二）A2型题

11. 当一个人到原始森林中探险，突然间发现有一只凶猛的老虎准备攻击他时，下列哪一种生理变化会发生

  A. 心率增快　　　　　　B. 流泪

C. 瞳孔收缩　　　　　D. 胃肠道运动增加

E. 呼吸道平滑肌收缩

（三）B1型题

（12～17题共用备选答案）

A. β₁　　　B. β₂　　　C. α₁　　　D. α₂

E. M　　　F. N₁　　　G. N₂

12. 瞳孔括约肌上的胆碱受体是

13. 瞳孔开大肌上的肾上腺素受体是

14. 心肌上的肾上腺素受体是

15. 支气管平滑肌上的肾上腺素受体是

16. 骨骼肌上的胆碱受体是

17. 骨骼肌血管上的肾上腺素受体主要是

（18～21题共用备选答案）

A. 乙酰胆碱酯酶

B. 胆碱乙酰化酶

C. 儿茶酚胺氧位甲基转移酶

D. 酪氨酸羟化酶

18. 合成乙酰胆碱的酶是

19. 水解乙酰胆碱的酶是

20. 合成去甲肾上腺素过程中的限速酶是

21. 非神经组织灭活去甲肾上腺素的酶是

（四）X型题

22. 胆碱能神经包括

A. 交感、副交感神经节前纤维

B. 交感神经节后纤维的大部分

C. 支配汗腺分泌的神经

D. 运动神经

E. 副交感神经节后纤维

23. 哪些是M样作用

A. 心脏兴奋　　　　　B. 骨骼肌收缩

C. 缩瞳　　　　　　　D. 腺体分泌增加

E. 胃肠平滑肌收缩

24. 肾上腺素能神经兴奋可引起

A. 心脏兴奋　　　　　B. 支气管扩张

C. 皮肤黏膜血管收缩　D. 腺体分泌增加

E. 扩瞳

二、问答题

传出神经系统药物有哪些分类？请各举一例。

三、病案分析题

患者，女，近3个月出现面部潮红、全身出汗、心慌、胃肠胀气，腹痛、腹泻、食欲减退、消瘦，甚至有时出现头晕、倦怠、注意力不集中等症状，经医生诊断为自主神经功能紊乱。

问题：自主神经的作用是什么？自主神经是如何调节机体功能的？

（云　宇）

第五章　胆碱受体激动药

━━━━ 大纲要求 ━━━━

一、熟悉

1. 毛果芸香碱的药理作用及临床应用。
2. 乙酰胆碱的药理作用。

二、了解

其他胆碱酯类药物。

━━━●○ 复习思考题 ○●━━━

一、选择题

（一）A1型题

1. 毛果芸香碱对眼睛的影响是
   A. 视近物模糊，视远物清楚
   B. 视近物清楚，视远物模糊
   C. 视近物远物都清楚
   D. 视近物远物都模糊
   E. 以上皆错

2. 毛果芸香碱降低眼压的机制是
   A. 缩瞳，前房角间隙扩大
   B. 缩瞳，前房角间隙缩小
   C. 扩瞳，前房角间隙扩大
   D. 扩瞳，前房角间隙缩小
   E. 房水生成减少

3. 乙酰胆碱扩血管的作用机制是
   A. 激动血管平滑肌α受体
   B. 阻断血管平滑肌α受体
   C. 激动血管内皮细胞M受体，促进NO释放
   D. 激动血管平滑肌M受体，促进NO释放
   E. 促进PGI_2释放

4. 毛果芸香碱缩瞳的机制是
   A. 激动瞳孔开大肌α受体
   B. 激动瞳孔括约肌M受体
   C. 激动睫状肌M受体
   D. 抑制胆碱酯酶
   E. 阻断瞳孔括约肌M受体

5. 毛果芸香碱不具有的作用是
   A. 缩瞳　　　　　B. 降低眼压
   C. 调节痉挛　　　D. 骨骼肌收缩
   E. 腺体分泌增加

6. 毛果芸香碱是

   A. α受体激动剂　　　B. β受体激动剂
   C. M受体激动剂　　　D. N受体激动剂
   E. 多巴胺受体激动剂

7. 治疗闭角型青光眼应选用
   A. 新斯的明　　　　B. 乙酰胆碱
   C. 琥珀胆碱　　　　D. 毛果芸香碱
   E. 筒箭毒碱

8. 对卡巴胆碱（氨甲酰胆碱）描述错误的是
   A. 激动M和N受体
   B. 化学性质稳定，不易被胆碱酯酶水解
   C. 对此药引起的中毒，阿托品的解毒效果较好
   D. 全身用药时不良反应多
   E. 局部滴眼可治疗青光眼

9. 烟碱的作用有
   A. 激动N受体，可治疗重症肌无力
   B. 激动M受体
   C. 阻断N_1受体可治疗高血压
   D. 对N_1受体先兴奋后抑制
   E. 对N_1受体先抑制后兴奋

10. 对醋甲胆碱描述正确的是
    A. 作用时间短
    B. 对M受体有相对选择性
    C. 其甲基减弱了对胆碱酯酶水解作用的抵抗力
    D. 对N受体有相对选择性
    E. 对心血管作用弱

（二）A2型题

11. 某女性，35岁，经过推荐使用肉毒毒素注射来消除皱纹，此女性向医生询问药物的作用机制，医生解释是由于药物阻断乙酰胆碱从神经末梢释放而导致。试问肉毒毒素能用于消除皱纹的原因是
    A. 使骨骼肌麻痹　　　B. 增加腺体分泌

C. 减慢心率　　　　　D. 兴奋平滑肌

E. 收缩瞳孔

12. 患者，女，62岁，头颈部癌症放疗后导致腺体分泌减少而出现口干，下列哪个药物能增加腺体的分泌

A. 麻黄碱　　　　　　B. 毛果芸香碱

C. 阿托品　　　　　　D. 山莨菪碱

E. 东莨菪碱

（三）B1型题

（13、14题共用备选答案）

A. 阻断瞳孔括约肌α受体，缩瞳，降低眼压，治疗青光眼

B. 阻断瞳孔括约肌M受体，缩瞳，降低眼压，治疗青光眼

C. 激动瞳孔括约肌M受体，缩瞳，降低眼压，治疗青光眼

D. 激动瞳孔开大肌α受体，扩瞳，降低眼压，治疗青光眼

E. 抑制胆碱酯酶，缩瞳，降低眼压，治疗青光眼

13. 毛果芸香碱对眼的作用和应用是

14. 毒扁豆碱对眼的作用和应用是

（四）X型题

15. 毛果芸香碱的主要药理效应包括

A. 缩瞳　　　　　　　B. 骨骼肌收缩

C. 增加腺体分泌　　　D. 心脏兴奋

E. 胃肠道平滑肌收缩

16. 下列药物中可以激动M受体的是

A. Acetylcholine　　　B. Pilocarpine

C. Atropine　　　　　D. Eserine

E. Neostigmine

17. 毛果芸香碱的临床应用包括

A. 腹气胀、尿潴留　　B. 阿托品中毒解救

C. 青光眼　　　　　　D. 虹膜炎

E. 口腔干燥

18. 下列药物中可以同时激动M、N受体的是

A. 毛果芸香碱　　　　B. 毒蕈碱

C. 乙酰胆碱　　　　　D. 卡巴胆碱

E. 醋甲胆碱

19. 毛果芸香碱对眼睛的作用是

A. 缩瞳　　　　　　　B. 松弛悬韧带

C. 调节痉挛　　　　　D. 降低眼压

E. 视远物清楚

20. 下列有关毒蕈碱的说法错误的是

A. 可激动M受体

B. 可激动N受体

C. 可抑制胆碱酯酶

D. 可引起中毒，不能用阿托品治疗

E. 可引起中毒，能用阿托品治疗

二、简答题

试述毛果芸香碱的药理作用及临床应用。

三、病案分析题

患者，男，46岁。由于工作压力大导致长期过度焦虑。2天前在一次性喝了一瓶380ml的矿泉水后出现右侧剧烈头疼，右眼胀痛伴视力下降。检查发现前房浅，右眼眼压35mmHg，左眼眼压15mmHg，诊断为：右眼闭角型青光眼。患者使用毛果芸香碱滴眼后缓解。

问题：毛果芸香碱降眼压的机制是什么？

（云　宇）

第六章 抗胆碱酯酶药和胆碱酯酶复活药

一、掌握

1. 易逆性抗胆碱酯酶药新斯的明的药理作用及临床应用。
2. 难逆性抗胆碱酯酶药有机磷酸酯类的中毒机制、临床表现及解救药物作用机制。

二、熟悉

1. 易逆性抗胆碱酯酶药的一般特性。
2. 毒扁豆碱治疗青光眼的药理作用、作用原理、临床应用及注意事项。

三、了解

其他易逆性抗胆碱酯酶药。

复习思考题

一、选择题

（一）A1型题

1. 下列关于新斯的明的描述，正确的是
   A. 为叔胺类化合物
   B. 口服吸收好
   C. 可以用于治疗青光眼
   D. 可以抑制胆碱酯酶
   E. 易透过血脑屏障

2. 新斯的明对下列哪个器官作用最强
   A. 胃肠道　　　　B. 心脏
   C. 骨骼肌　　　　D. 眼睛
   E. 腺体

3. 下列关于毒扁豆碱的描述，错误的是
   A. 为季铵类化合物
   B. 可以抑制胆碱酯酶
   C. 可以用于治疗青光眼
   D. 口服吸收好
   E. 易透过血脑屏障

4. 新斯的明的临床应用不包括
   A. 重症肌无力
   B. 腹气胀
   C. 阵发性室上性心动过速
   D. 青光眼
   E. 筒箭毒碱中毒解救

5. 新斯的明引发"胆碱能危象"的原因是
   A. 过敏反应
   B. 反跳现象
   C. 用量不足，肌无力未得到控制

   D. 剂量过大转入抑制，肌无力加重
   E. 剂量过大致肌张力亢进

6. 治疗重症肌无力应首选
   A. 毛果芸香碱　　　B. 毒扁豆碱
   C. 琥珀胆碱　　　　D. 阿托品
   E. 新斯的明

7. 毒扁豆碱属于哪类药物
   A. 胆碱酯酶复活药　　B. M胆碱受体激动剂
   C. 抗胆碱酯酶药　　　D. N_1胆碱受体阻断药
   E. N_2胆碱受体阻断药

8. 抗胆碱酯酶药不用于下列哪种情况
   A. 青光眼　　　　　　B. 重症肌无力
   C. 手术后腹气胀　　　D. 房室传导阻滞
   E. 手术后尿潴留

9. 去除支配骨骼肌的运动神经后，再用新斯的明对骨骼肌的影响是
   A. 收缩　　　　　　B. 松弛
   C. 先松弛后收缩　　D. 兴奋性不变
   E. 以上都不是

10. 有机磷酸酯类急性中毒患者出现口吐白沫、严重恶心呕吐和呼吸困难时，应立即注射的药物是
    A. 解磷定　　　　　B. 哌替啶
    C. 麻黄碱　　　　　D. 肾上腺素
    E. 阿托品

11. 有机磷酸酯类中毒机制是
    A. 直接激动M受体
    B. 直接激动N受体
    C. 难逆性抑制单胺氧化酶

D. 难逆性抑制磷酸二酯酶

E. 难逆性抑制胆碱酯酶

12. 有机磷酸酯类中毒出现M样作用的原因是

    A. 胆碱能神经递质合成增加

    B. 胆碱能神经递质释放增加

    C. 胆碱能神经递质水解减少

    D. 直接激动M受体

    E. M受体敏感性增加

13. 解磷定解救有机磷酸酯类中毒的主要机制是

    A. 直接中和有机磷酸酯

    B. 促进胆碱酯酶的生成

    C. 生成磷酰化解磷定，复活胆碱酯酶

    D. 阻断M受体

    E. 生成磷酰化胆碱酯酶

（二）A2 型题

14. 患者，女，30岁，因和丈夫争吵喝下一瓶敌敌畏被紧急送入医院，医生诊断为有机磷酸酯中毒，下列哪种症状不太可能出现

    A. 流涎　　　　　　B. 尿失禁

    C. 心率减慢　　　　D. 呼吸困难

    E. 瞳孔扩大

15. 患者，男，25岁，在交通事故中受伤发生大腿骨折，导致严重的肌肉痉挛，必须在骨折复位之前使用非去极化的肌松剂松弛肌肉。在矫形手术结束时，医生可通过使用哪种药物恢复神经肌肉传递

    A. 琥珀酰胆碱　　　　B. 卡巴胆碱

    C. 新斯的明　　　　　D. 毒扁豆碱

    E. 氯解磷定

16. 患者，男，40岁，由于喷洒农药时防护不慎导致敌百虫中毒，反复大剂量注射阿托品后原中毒症状缓解或消失，随即出现心悸、瞳孔扩大、视近物模糊和排尿困难等症状，此时应

    A. 选用山莨菪碱缓解新出现症状

    B. 选用毛果芸香碱缓解新出现症状

    C. 选用东莨菪碱缓解新出现症状

    D. 继续应用阿托品可缓解新出现症状

    E. 选用解磷定缓解新出现症状

17. 患者，女，65岁，出现腹泻、尿频、抽搐、呼吸困难、瞳孔缩小和流涎等严重症状后被送往急诊室，丈夫说在她床边发现了一个没有标签的装液体的空瓶子，怀疑是服药企图自杀。关于这个患者下列哪项说法是正确的

    A. 可能是有机磷酸酯类中毒

    B. 表现为交感神经兴奋的症状

    C. 可用易逆性的抗胆碱酯酶药解救

    D. 可用难逆性的抗胆碱酯酶药解救

    E. 可用胆碱受体激动剂解救

（三）B1 型题

（18～20题共用备选答案）

    A. 琥珀胆碱　　　　　B. 有机磷酸酯类

    C. 毛果芸香碱　　　　D. 毒扁豆碱

    E. 新斯的明

18. 直接激动M受体的药物是

19. 难逆性抗胆碱酯酶药物是

20. 有直接激动N₂受体作用又有抗胆碱酯酶作用的药物是

（四）X 型题

21. 新斯的明治疗重症肌无力的机制是

    A. 抑制胆碱酯酶

    B. 激动M受体

    C. 激动神经肌肉接头的N₂受体

    D. 促进神经末梢释放ACh

    E. 促进神经末梢释放去甲肾上腺素

22. 下列药物可以抑制胆碱酯酶的是

    A. Neostigmine　　　B. Pilocarpine

    C. Physostigmine　　D. Atropine

    E. Acetylcholine

23. 胆碱酯酶抑制剂与M受体激动剂作用的共同点是

    A. 兴奋平滑肌　　　　B. 收缩骨骼肌

    C. 促进腺体分泌　　　D. 扩瞳

    E. 抑制心脏

24. 解救有机磷酸酯类中毒时，阿托品使用剂量达到"阿托品化"时，可以缓解的中毒症状是

    A. 瞳孔缩小　　　　B. 腺体分泌增加

    C. 肌束颤动　　　　D. 大小便失禁

    E. 部分中枢症状

25. 新斯的明不宜用于

    A. 阵发性室上性心动过速

    B. 支气管哮喘

    C. 琥珀胆碱中毒解救

    D. 机械性肠梗阻

    E. 手术后腹气胀

26. 乙酰胆碱酯酶是

    A. 对乙酰胆碱水解特异性高的酶

    B. 又称为真性胆碱酯酶

    C. 主要存在于神经胶质细胞和血浆中

    D. 主要存在于胆碱能神经末梢突触间隙

    E. 主要水解琥珀酰胆碱

27. 胆碱受体的直接激动剂是

    A. 毛果芸香碱　　　　B. 毒扁豆碱

    C. 琥珀胆碱　　　　　D. 卡巴胆碱

    E. 筒箭毒碱

28. 新斯的明的临床应用有

    A. 重症肌无力

    B. 机械性肠梗阻和尿路梗阻

C. 竞争性神经肌肉阻滞药过量时解救

D. 支气管哮喘

E. 阵发性室上性心动过速

29. 阿托品治疗有机磷酸酯类中毒的原则是

A. 尽早用药，先于胆碱酯酶复活药

B. 足量用药，直至阿托品化

C. 联合用药，重症患者应与胆碱酯酶复活药合用

D. 反复持久用药，直至症状消失后8～24h

E. 重症患者可以不用阿托品，只用胆碱酯酶复活药

30. 单用胆碱酯酶复活药解救有机磷农药中毒的缺点是

A. 不能制止肌束颤动

B. 不能复活胆碱酯酶

C. 不能与体内游离的有机磷农药结合

D. 不能直接对抗乙酰胆碱的作用

E. 不能减轻M样症状

二、问答题

1. 试比较毒扁豆碱与新斯的明体内过程的不同点。

2. 将家兔两侧的动眼神经切断，然后左侧眼睛滴入毛果芸香碱，右侧眼睛滴入毒扁豆碱。观察两侧眼睛的瞳孔有何变化，为什么？

三、病案分析题

　　患者，男，42岁，务农。喷洒农药敌百虫时未采取防护措施，入院时大汗淋漓、呼吸困难、颈胸部肌束颤动，神志不清。给予阿托品和氯解磷定治疗后，症状缓解。

问题：

1. 该患者敌百虫中毒的机制是什么？

2. 解救敌百虫中毒时，为何要联合使用阿托品和氯解磷定？

（云　宇）

第七章　胆碱受体阻断药

── 大纲要求 ──

一、掌握

阿托品的药理作用、作用机制、临床应用、不良反应及中毒、禁忌证。

二、熟悉

山莨菪碱及东莨菪碱的作用特点及应用。

三、了解

阿托品的合成代用品。

── 复习思考题 ──

一、选择题

（一）A1 型题

1. 下列哪个器官对阿托品最为敏感
   A. 心脏
   B. 中枢神经
   C. 平滑肌
   D. 血管
   E. 腺体

2. 阿托品对眼睛的作用是
   A. 缩瞳，降低眼压，调节痉挛
   B. 扩瞳，升高眼压，调节痉挛
   C. 缩瞳，升高眼压，调节麻痹
   D. 扩瞳，升高眼压，调节麻痹
   E. 扩瞳，降低眼压，调节痉挛

3. 阿托品对哪种平滑肌的松弛作用最明显
   A. 支气管平滑肌
   B. 胃肠道平滑肌
   C. 膀胱逼尿肌
   D. 子宫平滑肌
   E. 胆道平滑肌

4. 阿托品对下列哪个器官的作用与其阻断 M 受体无关
   A. 心脏
   B. 中枢神经
   C. 平滑肌
   D. 血管
   E. 腺体

5. 治疗胆绞痛宜选用
   A. 阿托品
   B. 哌替啶
   C. 吗啡
   D. 阿托品+哌替啶
   E. 阿司匹林

6. 下列哪项不是阿托品的副作用
   A. 面色潮红
   B. 腹泻
   C. 口干
   D. 视物模糊
   E. 心率加快

7. 下列哪项不是阿托品的临床应用
   A. 验光配镜
   B. 胃肠绞痛

   C. 快速型心律失常
   D. 感染性休克
   E. 解救有机磷酸酯类中毒

8. 可用于晕动病治疗的 M 受体阻断药是
   A. Atropine
   B. Scopolamine
   C. Anisodamine
   D. Homatropine
   E. Pilocarpine

9. 阿托品用于全麻前给药的目的是
   A. 镇痛
   B. 镇静
   C. 增强麻醉药作用
   D. 抑制呼吸道腺体分泌
   E. 松弛支气管平滑肌

10. 阿托品可用于感染性休克的主要原因是
    A. 兴奋心脏，增强心脏功能
    B. 扩张血管，改善微循环
    C. 兴奋中枢
    D. 抑制呼吸道腺体分泌
    E. 松弛支气管平滑肌

11. 误食毒蕈碱中毒可选用下列哪个药物治疗
    A. 阿司匹林
    B. 毛果芸香碱
    C. 毒扁豆碱
    D. 新斯的明
    E. 阿托品

12. 阿托品中毒时用下列哪个药物治疗最合适
    A. 间羟胺
    B. 毛果芸香碱
    C. 东莨菪碱
    D. 山莨菪碱
    E. 酚妥拉明

13. 阿托品禁用于
    A. 胃肠痉挛
    B. 心动过缓
    C. 前列腺肥大
    D. 全麻前给药
    E. 感染性休克

14. 对眼睛具有调节麻痹作用的药物是
    A. 阿托品
    B. 普萘洛尔

C. 毛果芸香碱　　　　D. 毒扁豆碱

E. 去氧肾上腺素

15. 东莨菪碱的药理作用是

A. 兴奋中枢，增加腺体分泌

B. 兴奋中枢，抑制腺体分泌

C. 抑制中枢，增加腺体分泌

D. 抑制中枢，抑制腺体分泌

E. 扩瞳，增加腺体分泌

16. 阿托品对下列哪种腺体分泌影响最小

A. 泪腺　　　　　　　B. 汗腺

C. 唾液腺　　　　　　D. 胃肠道腺体

E. 呼吸道腺体

17. 东莨菪碱与阿托品在药理作用上差异最明显的是

A. 抑制腺体分泌　　　B. 中枢抑制

C. 松弛胃肠道平滑肌　D. 抑制呼吸道腺体

E. 扩瞳

18. 下列哪种生物碱是中药麻醉的主要成分

A. 山莨菪碱　　　　　B. 东莨菪碱

C. 毒扁豆碱　　　　　D. 毛果芸香碱

E. 槟榔碱

19. 儿童验光配镜时最好选用哪种药散瞳

A. 后马托品　　　　　B. 托吡卡胺

C. 尤卡托品　　　　　D. 阿托品

E. 托吡卡胺

20. 不易透过血脑屏障，对中枢神经影响较小的是

A. 山莨菪碱　　　　　B. 东莨菪碱

C. 毒扁豆碱　　　　　D. 烟碱

E. 阿托品

（二）A2型题

21. 在一次眼科手术过程中，外科医生想用一种药物收缩患者的瞳孔。然而，他给患者用药后却导致患者瞳孔扩张，很可能是误用了下列哪一种药物

A. 乙酰胆碱　　　　　B. 毒扁豆碱

C. 托吡卡胺　　　　　D. 酚妥拉明

E. 毛果芸香碱

22. 患者，女，32岁。因为食用野外采集的蘑菇而出现流涎、流泪、恶心、呕吐、头痛、腹部绞痛及血压下降等症状。诊断：毒蕈碱中毒，可选用下列哪个药物治疗

A. 阿托品　　　　　　B. 毒扁豆碱

C. 氯解磷定　　　　　D. 美卡拉明

E. 毛果芸香碱

23. 某女性，25岁，计划做一次长途旅行，为了防止长途坐车和坐轮船时引起晕动病，到药店购买了"晕车灵"，导购告诉她这种抗晕车药还有治疗帕金森病的作用，这个药最可能是下列哪个

A. 氯丙嗪　　　　　　B. 苯海拉明

C. 雷尼替丁　　　　　D. 东莨菪碱

E. 山莨菪碱

24. 某男孩，10岁，因近视要进行验光配镜，医生最适合开哪一种眼药水松弛睫状肌准确测定晶状体的屈光度

A. 阿托品　　　　　　B. 后马托品

C. 托吡卡胺　　　　　D. 环喷托酯

E. 尤卡托品

（三）B1型题

（25～27题共用备选答案）

A. 眼科检查　　　　　B. 支气管哮喘

C. 胃肠道痉挛　　　　D. 麻醉前给药

E. 缓慢型心律失常

25. 后马托品主要用于

26. 异丙托溴铵主要用于

27. 溴丙胺太林主要用于

（28～34题共用备选答案）

A. 青光眼　　　　　　B. 晕动病

C. 消化性溃疡　　　　D. 散瞳检查眼底

E. 重症肌无力

28. 东莨菪碱用于

29. 毛果芸香碱用于

30. 哌仑西平用于

31. 托吡卡胺用于

32. 贝那替嗪用于

33. 新斯的明用于

34. 尤卡托品用于

（四）X型题

35. 可用于阿托品中毒解救的药物有

A. Pilocarpine　　　　B. Physostigmine

C. Adrenaline　　　　D. Scopolamine

E. Neostigmine

36. 阿托品可用于治疗

A. 虹膜睫状体炎　　　B. 胃肠绞痛

C. 缓慢型心律失常　　D. 感染性休克

E. 解救有机磷酸酯类中毒

37. 阿托品禁止用于

A. 虹膜睫状体炎　　　B. 幽门梗阻

C. 前列腺肥大　　　　D. 缓慢型心律失常

E. 青光眼

38. 东莨菪碱可用于

A. 麻醉前给药　　　　B. 晕动病

C. 帕金森病　　　　　D. 感染性休克

E. 妊娠呕吐及放射病呕吐

39. 山莨菪碱可用于

A. 麻醉前给药　　　　B. 晕动病

C. 青光眼　　　　　　D. 感染性休克

E. 内脏绞痛

40. 阿托品对眼睛的影响有
    A. 扩瞳　　　　　　　　B. 升高眼压
    C. 调节麻痹　　　　　　D. 视近物清楚
    E. 视远物清楚

41. 下列药物中可用于胃肠绞痛治疗的是
    A. 毛果芸香碱　　　　　B. 阿托品
    C. 东莨菪碱　　　　　　D. 山莨菪碱
    E. 溴丙胺太林

42. 下列药物中可扩瞳的是
    A. 毛果芸香碱　　　　　B. 阿托品
    C. 托吡卡胺　　　　　　D. 后马托品
    E. 溴丙胺太林

43. 大剂量阿托品可以阻断
    A. M_1胆碱受体　　　　B. N_1胆碱受体
    C. N_2胆碱受体　　　　D. M_2胆碱受体
    E. M_3胆碱受体

44. 下列有关654-2的药理作用说法正确的是
    A. 扩张血管，改善微循环
    B. 松弛胃肠道平滑肌
    C. 用于感染中毒性休克和胃肠绞痛
    D. 抑制唾液分泌和扩瞳作用较阿托品弱
    E. 不易透过血脑屏障，故中枢作用弱

45. 下列有关东莨菪碱的说法正确的是
    A. 扩瞳及调节麻痹作用较阿托品弱
    B. 中枢抑制作用
    C. 中枢兴奋作用
    D. 抑制腺体分泌作用较阿托品弱
    E. 不易透过血脑屏障，故中枢作用弱

46. 下列哪些植物可以提取阿托品和阿托品类生物碱
    A. 颠茄　　　　　　　　B. 曼陀罗
    C. 洋金花　　　　　　　D. 莨菪
    E. 天仙子

47. 青光眼患者禁用的药物有
    A. 山莨菪碱　　　　　　B. 东莨菪碱
    C. 琥珀酰胆碱　　　　　D. 后马托品
    E. 毛果芸香碱

48. 以下有关溴丙胺太林的说法正确的是
    A. 口服吸收不完全，食物可妨碍其吸收
    B. 对胃肠道M受体选择性高
    C. 可明显抑制胃肠道平滑肌并能减少胃液分泌
    D. 不易透过血脑屏障，中枢作用弱
    E. 用于胃和十二指肠溃疡

49. 阿托品过量中毒可引起
    A. 口干，皮肤干燥　　　B. 体温升高
    C. 视近物模糊　　　　　D. 心率减慢
    E. 昏迷

50. 临床常用阿托品和镇痛药配伍治疗内脏平滑肌痉挛的是
    A. 胃肠痉挛　　　　　　B. 胆绞痛
    C. 肾绞痛　　　　　　　D. 支气管痉挛
    E. 心绞痛

二、简答题

1. 试述阿托品临床应用的药理学基础。
2. 试述阿托品与哌替啶合用治疗胆绞痛的药理学依据。
3. 试比较山莨菪碱与阿托品作用的异同点。
4. 试比较东莨菪碱与阿托品作用的异同点。

三、病案分析题

1. 某男性患者由于误服了大量某药片而出现神志不清、烦躁不安，被送至急诊室。体检发现心动过速、体温升高、皮肤潮红、瞳孔扩大，此患者可能服用了下列哪种药？应如何治疗？
    A. 苯巴比妥　　　　　　B. 吗啡
    C. 阿司匹林　　　　　　D. 阿托品
    E. 乐果

2. 患者，女，25岁，主诉下午或傍晚劳累后肌无力加重，晨起和休息后减轻。诊断为重症肌无力，医生开了新斯的明，服用后肌力有明显改善。继续服药患者表现出迷走神经张力过高的心血管和胃肠道症状。医生考虑用阿托品来处理此症状，下列哪一种作用是使用阿托品过程中最不可能出现的？
    A. 口干　　　　　　　　B. 视物模糊
    C. 呼吸肌麻痹　　　　　D. 心率加快
    E. 瞳孔扩大

（云　宇）

第八章　肾上腺素受体激动药

===== 大纲要求 =====

一、掌握

1. 去甲肾上腺素的药理作用、临床应用、不良反应及用药注意事项。

2. 肾上腺素的药理作用、临床应用、不良反应及禁忌证。

3. 异丙肾上腺素的药理作用、临床应用及不良反应。

二、熟悉

多巴胺的药理作用及临床应用。

三、了解

其他肾上腺素受体激动药的作用特点及应用。

===== 复习思考题 =====

一、选择题

（一）A1 型题

1. 治疗过敏性休克的首选药是

A. AD　　　　　　　　B. 糖皮质激素

C. 组胺受体阻断药　　D. NA

E. 钙剂

2. 可用于滴鼻治疗鼻黏膜充血和鼻炎的药物是

A. 肾上腺素　　　　　B. 去甲肾上腺素

C. 麻黄碱　　　　　　D. 间羟胺

E. 多巴酚丁胺

3. 下列药物中具有排钠利尿作用的是

A. 肾上腺素　　　　　B. 多巴胺

C. 麻黄碱　　　　　　D. 间羟胺

E. 异丙肾上腺素

4. 肾上腺素的临床应用中不包括

A. 过敏性休克　　　　B. 心搏骤停

C. 支气管哮喘　　　　D. 药物中毒性低血压

E. 局部止血

5. 伴有心肌收缩力减弱、尿量减少的休克患者宜选用

A. 肾上腺素　　　　　B. 去甲肾上腺素

C. 异丙肾上腺素　　　D. 多巴胺

E. 多巴酚丁胺

6. 选择性激动 β_1 受体的肾上腺素受体激动药是

A. 肾上腺素　　　　　B. 去甲肾上腺素

C. 异丙肾上腺素　　　D. 多巴酚丁胺

E. 多巴胺

7. 去氧肾上腺素可用于扩瞳的原因是

A. 激动瞳孔括约肌 M 受体

B. 阻断瞳孔括约肌 M 受体

C. 激动瞳孔开大肌 α 受体

D. 阻断瞳孔开大肌 α 受体

E. 激动瞳孔开大肌 β_2 受体

8. 多巴胺扩张肾血管的主要原因是

A. 激动肾血管 DA 受体

B. 阻断肾血管 DA 受体

C. 激动肾血管 α 受体

D. 阻断肾血管 α 受体

E. 增加心排血量

9. 在整体情况下，去甲肾上腺素可使心率减慢，其原因是

A. 激动心脏 β_1 受体

B. 血压升高而反射性减慢心率

C. 阻断心脏 β_1 受体

D. 直接的负性频率作用

E. 抑制心脏传导

10. 下列药物可以透过血脑屏障的是

A. AD　　　　　　　　B. Dopamine

C. Ephedrine　　　　　D. NA

E. Isoprenaline

11. 去甲肾上腺素用于

A. 急性肾衰竭　　　　B. 过敏性休克

C. 房室传导阻滞　　　D. 支气管哮喘

E. 稀释后口服治疗上消化道出血

12. 肾上腺素用于

A. 心搏骤停　　　　　B. 房室传导阻滞

C. 支气管哮喘预防　　D. 上消化道出血

E. 急性肾衰竭

13. 防治蛛网膜下腔或硬膜外麻醉引起的低血压，应选用
A. 异丙肾上腺素　　B. 多巴胺
C. 麻黄碱　　D. 肾上腺素
E. 去甲肾上腺素

14. 心室自身节律缓慢、高度房室传导阻滞或窦房结功能衰竭而并发的心搏骤停，应选用
A. 异丙肾上腺素　　B. 多巴胺
C. 麻黄碱　　D. 多巴酚丁胺
E. 去氧肾上腺素

15. 下列哪项对肾上腺素作用描述错误
A. 肾血管收缩
B. 冠状血管舒张
C. 皮下注射治疗量时收缩压和舒张压均升高
D. 皮肤黏膜血管收缩
E. 剂量大或静脉注射过快可引起心律失常

16. 氯丙嗪过量引起血压下降时，应选用下列哪个药物
A. 异丙肾上腺素　　B. 多巴胺
C. 麻黄碱　　D. 肾上腺素
E. 去甲肾上腺素

17. 下列哪项不是麻黄碱的适应证
A. 预防支气管哮喘发作
B. 感冒引起的鼻塞防治
C. 硬膜外和蛛网膜下腔麻醉引起的低血压
D. 过敏性休克
E. 缓解荨麻疹的皮肤黏膜症状

18. 反复使用麻黄碱药理作用逐渐减弱的主要原因是
A. 肝药酶的诱导作用
B. 肾排泄增加
C. 机体产生依赖性
D. 受体敏感性降低
E. 神经末梢的去甲肾上腺素递质逐渐耗竭

19. 合成去甲肾上腺素的限速酶是
A. 多巴脱羧酶　　B. 单胺氧化酶
C. 酪氨酸羟化酶　　D. 多巴胺β-羟化酶
E. 儿茶酚胺氧位甲基转移酶

20. 异丙肾上腺素治疗哮喘剂量过大或应用过于频繁，容易出现的不良反应是
A. 中枢兴奋　　B. 直立性低血压
C. 舒张压升高　　D. 心动过速或心室纤颤
E. 急性肾衰竭

（二）A2型题

21. 患者，男，41岁，哮喘发作，医生开了非选择性的β受体激动剂去舒张支气管，下列哪一种药物的不良反应最可能发生
A. 心动过速　　B. 心动过缓

C. 血压下降　　D. 支气管哮喘加重
E. 颜面发红

22. 患者，男，15岁，吃了海鱼引发过敏性休克，下列哪项是治疗的首选药物
A. 去甲肾上腺素　　B. 肾上腺素
C. 异丙肾上腺素　　D. 间羟胺
E. 多巴酚丁胺

23. 患者，男，70岁，血压76/60mmHg，心率120次/分，伴心排血量下降，被送往急诊室诊断为心肌梗死伴发心力衰竭，下列哪个药物是最适合改善其心功能的
A. 去甲肾上腺素　　B. 肾上腺素
C. 异丙肾上腺素　　D. 多巴胺
E. 多巴酚丁胺

（三）B1型题

（24~34题共用备选答案）
A. 异丙肾上腺素　　B. 多巴胺
C. 普萘洛尔　　D. 肾上腺素
E. 去甲肾上腺素

24. 主要激动α受体的是
25. 主要激动β受体的是
26. 既能激动α受体，同时也能激动β_2受体的是
27. 能激动多巴胺受体的是
28. 能促进肾上腺素能神经末梢释放去甲肾上腺素的是
29. 为延长局麻药的局麻作用时间和减少不良反应，可加用
30. 急性肾衰竭时，哪个药能与利尿剂配伍来增加尿量
31. 无尿休克的患者禁用
32. 慢性鼻窦炎引起的鼻充血时，可用何药滴鼻
33. 过量最容易引起心动过速、心室颤动的药物是
34. 静脉滴注剂量过大或时间过长，最易引起肾衰竭的药物是

（四）X型题

35. 肾上腺素可以激动的受体包括
A. M受体　　B. N受体
C. α受体　　D. β_1受体
E. β_2受体

36. 下列药物中可以促进神经末梢释放去甲肾上腺素的是
A. 肾上腺素　　B. 多巴胺
C. 麻黄碱　　D. 间羟胺
E. 多巴酚丁胺

37. 下列药物中可以扩瞳的是
A. 肾上腺素　　B. 阿托品
C. 去氧肾上腺素　　D. 去甲肾上腺素
E. 异丙肾上腺素

38. 肾上腺素用于治疗心搏骤停时可选用的给药途径是
A. 口服　　B. 静脉给药

C. 吸入 　　　　　　D. 心室内注射

E. 肌内注射

39. 肾上腺素用于治疗过敏性休克时可选用的给药途径是

A. 口服 　　　　　　B. 静脉给药

C. 皮下 　　　　　　D. 心室内注射

E. 肌内注射

40. 属于儿茶酚胺类的肾上腺素受体激动药是

A. AD 　　　　　　B. Dopamine

C. Ephedrine 　　　　D. NA

E. Isoprenaline

41. 下列药物中，可用于支气管哮喘急性发作治疗的有

A. AD 　　　　　　B. Dopamine

C. Atropine 　　　　D. NA

E. Isoprenaline

42. 肾上腺素和异丙肾上腺素相同的适应证是

A. 过敏性休克 　　　B. 心搏骤停

C. 支气管哮喘 　　　D. 药物中毒性低血压

E. 房室传导阻滞

43. 下列哪些属于肾上腺素的禁忌证

A. 过敏性休克 　　　B. 高血压

C. 脑动脉硬化 　　　D. 器质性心脏病

E. 心搏骤停

44. 去甲肾上腺素临床可见的给药途径有

A. 口服 　　　　　　B. 静脉给药

C. 皮下 　　　　　　D. 心室内注射

E. 肌内注射

45. 肾上腺素可以舒张的血管有

A. 肾血管 　　　　　B. 皮肤、黏膜血管

C. 骨骼肌血管 　　　D. 冠状动脉

E. 脑血管

46. 异丙肾上腺素治疗支气管哮喘的机制是

A. 激动 β_1 受体，舒张支气管平滑肌

B. 激动 β_2 受体，舒张支气管平滑肌

C. 兴奋呼吸中枢

D. 收缩支气管黏膜血管，减轻气道水肿

E. 抑制组胺等过敏性介质的释放

47. 麻黄碱与肾上腺素相比，前者的特点是

A. 中枢兴奋作用较明显

B. 可口服给药

C. 拟肾上腺素作用弱而持久

D. 易产生快速耐受性

E. 性质稳定

48. 去甲肾上腺素与肾上腺素相比，前者的特点是

A. 收缩血管及升压作用强

B. 扩张支气管作用强

C. 对心脏兴奋作用强

D. 用量过大易引起肾功能损害

E. 对机体代谢影响小

49. 下列对肾上腺素的说法正确的是

A. 口服无效

B. 可被去甲肾上腺素能神经末梢摄取

C. 易通过血脑屏障

D. 可心室内给药

E. 可被单胺氧化酶和儿茶酚胺氧位甲基转移酶代谢

50. 间羟胺与去甲肾上腺素相比，前者的特点是

A. 对 β_1 受体作用弱

B. 升压作用弱而持久

C. 较少引起心悸和少尿

D. 不易被单胺氧化酶破坏

E. 可肌内注射或静脉滴注

51. 对肾脏血管有收缩作用的拟肾上腺素药物是

A. 去氧肾上腺素 　　B. 去甲肾上腺素

C. 异丙肾上腺素 　　D. 肾上腺素

E. 多巴胺

52. 治疗房室传导阻滞的药物有

A. 阿托品 　　　　　B. 去甲肾上腺素

C. 肾上腺素 　　　　D. 异丙肾上腺素

E. 多巴胺

二、简答题

1. 试比较肾上腺素、去甲肾上腺素、异丙肾上腺素对血压的影响。

2. 试述肾上腺素用于治疗支气管哮喘急性发作的机制。

3. 试比较肾上腺素和多巴胺对肾血管的不同影响。

4. 试比较去甲肾上腺素口服给药和静脉给药的不同点。

三、病案分析题

1. 患者，女，16岁。青霉素皮试时发生过敏性休克，使用肾上腺素肌内注射救治。

问题：肾上腺素用于抢救过敏性休克的机制是什么？

2. 患者，男，65岁，有高血压和轻度哮喘。他偶尔会在网上购买药物来治疗哮喘。目前他正在使用选择性 β_1 受体阻滞剂治疗高血压，但在他服用网购药物缓解哮喘发作后，血压却升高了。

问题：他的网购药物最有可能是下列哪一种药物？为什么？

A. 去氧肾上腺素 　　B. 去甲肾上腺素

C. 沙丁胺醇 　　　　D. 麻黄碱

（云　宇）

第九章 肾上腺素受体阻断药

大纲要求

一、掌握
1. 肾上腺素作用的翻转及其临床意义。
2. β受体阻断药（普萘洛尔）的药理作用、临床应用、不良反应及禁忌证。

二、熟悉
酚妥拉明的药理作用、临床应用及不良反应。

三、了解
其他肾上腺素受体阻断药的作用特点及应用。

复习思考题

一、选择题

（一）A1型题

1. 肾上腺素的升压作用可被下列哪类药物所翻转
   A. M受体阻断药 　　　B. α受体阻断药
   C. β受体阻断药 　　　D. N受体阻断药
   E. DA受体阻断药

2. 使用酚妥拉明后血压下降，再使用去甲肾上腺素，血压会
   A. 升高 　　　B. 下降
   C. 先升后降 　　　D. 先降后升
   E. 不变

3. 下列哪项不是酚妥拉明的临床应用
   A. 高血压 　　　B. 雷诺病
   C. 休克 　　　D. 男性性功能障碍
   E. 肾上腺嗜铬细胞瘤术前用药

4. 酚苄明为长效类α受体阻断药，其与α受体以下列哪种键结合
   A. 离子键 　　　B. 氢键
   C. 范德瓦尔斯力 　　　D. 共价键
   E. 疏水键

5. 下列哪项不是β受体阻断药的适应证
   A. 高血压 　　　B. 支气管哮喘
   C. 甲亢 　　　D. 心绞痛
   E. 心律失常

6. β受体阻断药长期使用突然停药时会出现
   A. 反跳现象 　　　B. 后遗效应
   C. 特异质反应 　　　D. 副作用
   E. 毒性反应

7. 下列药物中具有内在拟交感活性的是

   A. 普萘洛尔 　　　B. 美托洛尔
   C. 吲哚洛尔 　　　D. 噻吗洛尔
   E. 阿替洛尔

8. 下列药物中可以选择性阻断β₁受体的是
   A. 普萘洛尔 　　　B. 美托洛尔
   C. 吲哚洛尔 　　　D. 噻吗洛尔
   E. 拉贝洛尔

9. 兼有α和β受体阻断作用的药物是
   A. 普萘洛尔 　　　B. 拉贝洛尔
   C. 吲哚洛尔 　　　D. 噻吗洛尔
   E. 美托洛尔

10. 给予普萘洛尔后，异丙肾上腺素的降压作用会
    A. 缓慢升高 　　　B. 降压减弱
    C. 先升后降 　　　D. 先降后升
    E. 不变

11. 下列属于非竞争性α受体阻断药的是
    A. 酚苄明 　　　B. 酚妥拉明
    C. 妥拉唑林 　　　D. 拉贝洛尔
    E. 卡维地洛

12. 可诱发或加重支气管哮喘的药物是
    A. 麻黄碱 　　　B. 酚妥拉明
    C. 妥拉唑林 　　　D. 普萘洛尔
    E. 肾上腺素

13. 下列属于竞争性α受体阻断药的是
    A. 酚苄 　　　B. 新斯的明
    C. 妥拉唑林 　　　D. 去甲肾上腺素
    E. 间羟胺

14. 具有抗胆碱和组胺样作用的药物是
    A. 酚苄明 　　　B. 酚妥拉明

C. 妥拉唑林　　　　　D. 拉贝洛尔

E. 普萘洛尔

15. β受体阻断药的作用有

A. 房室传导加快　　　B. 抑制 T_4 转变成 T_3

C. 脂肪分解增加　　　D. 肾素释放增加

E. 血糖升高

16. 普萘洛尔阻断突触前膜 β 受体可引起

A. 心肌收缩力增强　　B. 心率加快

C. 外周血管舒张　　　D. 传导加速

E. 去甲肾上腺素释放减少

（二）A2型题

17. 患者，女，23岁。因"失眠，烦躁，消瘦近三个月"入院。查体：BP155/85mmHg，心率132次/分，神志清，眼球轻度突出，甲状腺Ⅰ度肿大。诊断：甲状腺功能亢进，请问可选用下列哪个药物治疗

A. 阿托品　　　　　　B. 间羟胺

C. 普萘洛尔　　　　　D. 酚妥拉明

E. 新斯的明

18. 患者，男，42岁。近三年来有阵发性血压增高伴有头痛、心悸、出汗、面色苍白、心动过速、恶心呕吐和晕厥等。入院：血压187/110mmHg，磁共振提示肾上腺肿瘤，诊断为肾上腺嗜铬细胞瘤。请问可用下列哪种药物治疗

A. 酚妥拉明　　　　　B. 哌唑嗪

C. 普萘洛尔　　　　　D. 美托洛尔

E. 异丙肾上腺素

19. 患者，男，57岁。最近开始服用一种降压药，服用药物后患者的血压控制在正常范围，但是患者出现乏力、口干、鼻塞等反应，并且起床时伴有眩晕的现象，请问他最可能在服用下列哪种降压药物

A. 酚妥拉明　　　　　B. 哌唑嗪

C. 普萘洛尔　　　　　D. 美托洛尔

E. 可乐定

（三）B1型题

（20～26题共用备选答案）

A. 酚妥拉明　　　　　B. 哌唑嗪

C. 普萘洛尔　　　　　D. 美托洛尔

E. 噻吗洛尔

20. 可用于治疗顽固性充血性心力衰竭的药物是

21. 治疗去甲肾上腺素外漏的药物是

22. 治疗外周血管痉挛性疾病的药物是

23. 治疗良性前列腺增生引起的排尿困难药物是

24. 减少房水生成，降低眼压治疗青光眼的药物是

25. 可加强胰岛素的降血糖作用，并掩盖降血糖药引起的低血糖症状的药物是

26. 对 $β_1$ 受体有高度选择性的药物是

（四）X型题

27. 下列药物中可以治疗青光眼的是

A. AD　　　　　　　　B. Pilocarpine

C. Atropine　　　　　　D. Physostigmine

E. Timolol

28. 下列哪些属于 β 受体阻断药的适应证

A. 高血压　　　　　　B. 雷诺病

C. 充血性心力衰竭　　D. 甲亢

E. 支气管哮喘

29. 下列哪些药物引起的低血压不能使用肾上腺素升压

A. 酚妥拉明　　　　　B. 酚苄明

C. 氯丙嗪　　　　　　D. 妥拉唑林

E. 哌唑嗪

30. 酚妥拉明的不良反应有

A. 高血压　　　　　　B. 低血压

C. 心律失常　　　　　D. 心绞痛

E. 胃溃疡

31. 下列哪些属于 β 受体阻断药的药理效应

A. 抑制心脏　　　　　B. 扩张支气管

C. 抑制代谢　　　　　D. 降低耗氧

E. 抑制肾素分泌

32. 酚妥拉明的扩血管作用与下列哪些因素有关

A. 阻断血管平滑肌上的 α 受体

B. 激动血管平滑肌上的 α 受体

C. 直接扩张血管

D. 抑制血管运动中枢

E. 激动血管平滑肌上的 $β_2$ 受体

33. 酚妥拉明对心脏的兴奋作用与下列哪些因素有关

A. 阻断心脏的 $β_1$ 受体

B. 激动心脏的 $β_1$ 受体

C. 降压反射

D. 阻断突触前膜 $α_2$ 受体，促进NA释放

E. 直接兴奋心脏

34. 下列哪些是酚妥拉明的药理效应

A. 兴奋心脏　　　　　B. 扩张血管

C. 胃肠道平滑肌兴奋　D. 胃酸分泌增加

E. 收缩支气管

35. 下列具有拟胆碱作用和组胺样作用的药物有

A. 妥拉唑林　　　　　B. 酚妥拉明

C. 酚苄明　　　　　　D. 普萘洛尔

E. 哌唑嗪

36. 下列有关酚妥拉明的说法正确的是

A. 短效 α 肾上腺素受体阻断剂

B. 可用于诊断和治疗肾上腺嗜铬细胞瘤

C. 可使肺动脉压和外周血管阻力降低

D. 可以抑制心脏

E. 为非竞争性 α 受体阻断剂

37. 选择性阻断 β_1 肾上腺素受体的药物有
    A. 阿替洛尔　　　　　B. 吲哚洛尔
    C. 拉贝洛尔　　　　　D. 美托洛尔
    E. 普萘洛尔

38. 普萘洛尔的禁忌证有
    A. 轻度心功能不全　　B. 重度房室传导阻滞
    C. 心绞痛　　　　　　D. 支气管哮喘
    E. 窦性心动过缓

39. 应用 β 受体阻断药的注意事项有
    A. 慎用或禁用严重左心功能不全
    B. 长期用药，不能突然停药
    C. 支气管哮喘慎用或禁用
    D. 外周血管痉挛性疾病禁用
    E. 肝功能不良者慎用

40. 下列有关酚苄明的说法正确的是
    A. 竞争性阻断 α_1 受体
    B. 血管扩张作用强大，持久
    C. 主要不良反应是直立性低血压
    D. 可用于嗜铬细胞瘤的治疗
    E. 起效快

二、问答题

1. 现有无标签的三瓶药物，分别为肾上腺素、去甲肾上腺素和异丙肾上腺素。如何根据受体的知识并通过血压实验判断其所属？

2. 使用 β 受体阻断药应注意些什么问题？

3. 什么是内在拟交感活性？如何通过实验将内在拟交感活性表现出来？

三、病案分析题

1. 一名45岁的男性被黄蜂蜇伤后送进了急诊室。患者被诊断为过敏性休克，医生尝试用肾上腺素扭转他的支气管肌收缩和低血压。然而，患者对肾上腺素治疗并没有完全反应。患者的妻子提到，患者正在服用降低血压的处方药，但她不记得药的名字了。
   问题：
   （1）以下哪种药物是患者最有可能服用的，可以对抗肾上腺素的影响
       A. 酚妥拉明　　　　　B. 哌唑嗪
       C. 普萘洛尔　　　　　D. 美托洛尔
       E. 可乐定
   （2）这个药物的临床应用适应证和不良反应是什么？

2. 患者，男，56岁。因患高血压使用美托洛尔长达3年，后因血压控制良好，未遵从医嘱用药，私自停药。在停药1天后，患者血压急剧升高且并发心肌梗死。
   问题：
   （1）该现象属于美托洛尔的不良反应吗？
   （2）简述该现象发生的机制。
   （3）要采取何种措施避免该现象的发生？

3. 一名17岁的男孩到医院行智齿拔除术，精神非常紧张，口腔科医师决定给他使用一点镇静剂以平复他的情绪。在对男孩进行异丙嗪（镇静，兼 α 受体阻断的作用）静脉注射后，男孩精神放松，智齿被顺利拔出。然而，当男孩站起来时，脸色变得很苍白，随之晕倒在地上。体检发现男孩心率140次/分，血压80/40mmHg，男孩苏醒后自述头晕。一位实习医生建议针对血压太低可皮下注射肾上腺素升压，口腔科医师当即制止，告诉实习医生不能使用肾上腺素，如果要升压应该使用去甲肾上腺素。你认为哪一位医师说得对，为什么？

（云　宇）

第十章 局部麻醉药

大纲要求

一、熟悉

1. 局部麻醉药局麻作用的机制。
2. 常用药物普鲁卡因、利多卡因、罗哌卡因、丁卡因和布比卡因的作用特点、临床应用及主要不良反应。
3. 局部麻醉药的不良反应及防治。

二、了解

1. 局部麻醉药的构效关系。
2. 局部麻醉的方法。

复习思考题

一、选择题

（一）A1型题

1. 因扩散与穿透力差、起效慢及作用时间短，不用于表面麻醉的局麻药是
   A. 普鲁卡因
   B. 丁卡因
   C. 利多卡因
   D. 罗哌卡因
   E. 依替卡因

2. 一般慎用或少用于脊麻的局麻药是
   A. 普鲁卡因
   B. 丁卡因
   C. 利多卡因
   D. 罗哌卡因
   E. 布比卡因

3. 于不同部位注射局麻药后，血药浓度递减顺序依次为
   A. 肋间＞骶管＞硬膜外隙＞臂丛＞蛛网膜下腔＞皮下浸润
   B. 骶管＞硬膜外隙＞肋间＞臂丛＞蛛网膜下腔＞皮下浸润
   C. 肋间＞骶管＞硬膜外隙＞蛛网膜下腔＞臂丛＞皮下浸润
   D. 骶管＞肋间＞硬膜外隙＞臂丛＞蛛网膜下腔＞皮下浸润
   E. 肋间＞骶管＞臂丛＞硬膜外隙＞蛛网膜下腔＞皮下浸润

4. 因毒性大，一般不用于浸润麻醉的局麻药是
   A. 普鲁卡因
   B. 丁卡因
   C. 利多卡因
   D. 罗哌卡因
   E. 布比卡因

5. 以下全身毒性最低的局麻药是
   A. 利多卡因
   B. 普鲁卡因
   C. 丁卡因
   D. 罗哌卡因
   E. 布比卡因

6. 可用于多种局麻方法，又可用于抗心律失常的药物是
   A. 普鲁卡因
   B. 丁卡因
   C. 布比卡因
   D. 罗哌卡因
   E. 利多卡因

7. 局麻药的作用机制是
   A. 促进钠离子内流
   B. 阻止钠离子内流
   C. 阻止钙离子内流
   D. 促进钾离子内流
   E. 促进氯离子内流

8. 为了防止蛛网膜下腔麻醉引起的低血压，宜使用
   A. 去甲肾上腺素
   B. 肾上腺素
   C. 麻黄碱
   D. 阿托品
   E. 新斯的明

9. 关于局麻药的变态反应的叙述，以下哪项是正确的
   A. 局麻药的变态反应是常见的
   B. 皮内试验的假阳性反应较少
   C. 对疑有变态反应的患者可不用局麻药
   D. 同类型的局麻药，不会出现交叉变态反应
   E. 酰胺类局麻药引起的变态反应远比酯类少见

10. 局麻药中毒时对中枢神经系统的影响表现在
    A. 轻度兴奋
    B. 适度抑制
    C. 先抑制后兴奋
    D. 先兴奋后抑制
    E. 完全抑制

（二）A2型题

11. 患者，女，46岁。因从高处跌落致左侧胫腓骨骨折，考虑择期施行左侧胫腓骨切开复位内固定术，

拟蛛网膜下腔阻滞下完成手术，下列局麻药中合适的是

A. 0.5%普鲁卡因5ml B. 0.1%布比卡因3ml

C. 0.5%罗哌卡因3ml D. 0.5%左旋布比卡因1ml

E. 2%利多卡因3ml

12. 患者，男，40岁。突然发生右下腹部疼痛而入院治疗，经诊断为急性阑尾炎，现需紧急行阑尾切除术，考虑选择连续硬膜外腔阻滞，局麻药联合应用合适的是

A. 0.1%利多卡因+0.1%普鲁卡因

B. 1%利多卡因+0.375%罗哌卡因

C. 0.25%布比卡因+0.5%罗哌卡因

D. 1%丁卡因+1%左旋布比卡因

E. 0.1%利多卡因+0.5%左旋布比卡因

13. 患者，女，65岁。高血压病史6年，现BP 143/85mmHg，因右侧尺桡骨骨折择期行切开复位内固定术，1%利多卡因+0.25%罗哌卡因20ml行肌间沟臂丛神经阻滞，10min后患者述舌唇麻木、头晕、头痛、视物模糊，且谵妄、紧张不安，BP 170/96mmHg，R 20次/分，患者出现上述情况的诊断是

A. 紧张的情绪所致

B. 高血压的不良反应

C. 局麻药中毒的早期表现

D. 麻醉过浅，剧烈疼痛反应

E. 行右肌间沟臂丛神经阻滞导致的神经损伤

14. 患者，男，48岁。因急性腹痛入院治疗。患者需行剖腹探查术，麻醉选择全麻复合硬膜外腔麻醉，全麻诱导后患者生命体征平稳，经硬膜外导管推注2%利多卡因7ml，5min后发现BP降至40/22mmHg，经硬膜外导管可持续抽出清亮液体，患者BP下降可能的原因是

A. 局麻药中毒反应 B. 全麻深度过深

C. 本身的病情变化 D. 导管误入蛛网膜下腔

E. 抽出脊柱旁的组织液

15. 患者，男，68岁。外伤致右上肢毁损伤，急诊行右上肢清创术，0.75%+0.375%左旋布比卡因25ml行右侧臂丛神经阻滞，8min后突然出现意识丧失，全身抽搐，严重低血压，口唇发绀，下列不合适措施是

A. 鼻导管给氧纠正缺氧

B. 肌松药抑制抽搐

C. 气管插管呼吸支持

D. 升压药提升血压

E. 20%脂肪乳剂降低局麻药血药浓度

（三）B1型题

（16～18题共用备选答案）

A. 地西泮 B. 硫喷妥钠

C. 琥珀胆碱 D. 哌替啶

E. 肾上腺素

16. 以上主要用于预防局麻药中毒引起惊厥的药物是

17. 以上加入局麻药后能延长麻醉时效，减少吸收毒性反应的药物是

18. 以上能很快控制局麻药中毒引起的惊厥的药物是

（19～21题共用备选答案）

A. 罗哌卡因 B. 利多卡因

C. 普鲁卡因 D. 依替卡因

E. 丁卡因

19. 以上哪种药物表面麻醉作用最强

20. 以上哪种药物具有收缩血管作用，不需要加肾上腺素

21. 以上哪种药物可用于抗快速型心律失常

（四）X型题

22. 以下药物属于酰胺类局麻药的是

A. 普鲁卡因 B. 丁卡因

C. 布比卡因 D. 罗哌卡因

E. 利多卡因

23. 能有效防治局麻药毒性反应的措施有

A. 严格控制剂量

B. 加入缩血管药物

C. 避免注入血管

D. 事先给予适量的巴比妥类药物

E. 静脉推注脂肪乳剂

24. 常见的局麻方法包括

A. 表面麻醉 B. 浸润麻醉

C. 神经阻滞麻醉 D. 椎管内麻醉

E. 区域镇痛

25. 关于局麻药局麻作用的描述，正确的是

A. 神经纤维末梢对局麻药最不敏感

B. 细神经纤维更容易被阻断

C. 对无髓鞘的自主神经节后纤维低浓度就可阻断

D. 对混合神经先阻断的是痛、温觉神经纤维

E. 神经兴奋传导的恢复最后是运动神经纤维

26. 关于局麻药的描述，正确的是

A. 普鲁卡因能增强磺胺类药物的抗菌作用

B. 丁卡因因毒性大，一般不用于表面麻醉

C. 利多卡因可任意用于各种局麻方法

D. 罗哌卡因对痛觉神经的阻断强于运动神经

E. 依替卡因对运动神经的阻滞作用较强，常用于需要肌松的手术

二、简答题

1. 试述局麻药的作用及作用机制。
2. 试述影响局麻药作用的因素。

三、病案分析题

某女性患者，69岁，在走路时不慎滑倒致左下肢骨折，需行左下肢手术。麻醉医生行腰部硬膜外麻醉，给予利多卡因和丁卡因混合局麻后5min，患者出现烦躁、不安、谵妄、挣扎，伴呼吸困难，面色苍白，出汗，经查：HR 150次/分，BP 80/55mmHg，脉搏细速，诊断为局麻药吸收中毒。

问题：

1. 分析局麻药毒性反应发生的主要原因。
2. 简述局麻药吸收中毒后对机体的作用及临床表现。
3. 如何预防和治疗局麻药吸收中毒？

（杨建宇）

第十一章 全身麻醉药

一、熟悉

1. 常用吸入麻醉药的作用特点及主要不良反应。
2. 常用静脉麻醉药的作用特点及主要不良反应。

二、了解

1. 全身麻醉药的分类和作用机制。
2. 常用的复合麻醉方法。

复习思考题

一、选择题

（一）A1 型题

1. 关于 MAC 的叙述，错误的是
   A. 相当于吸入麻醉药的半数有效量
   B. MAC 越小，表示该麻醉药麻醉作用越强
   C. 不同吸入麻醉药应用相同的 MAC 剂量时，对血压的影响相同
   D. 当 N_2O 与恩氟烷全麻药合用时，恩氟烷的 MAC 值降低
   E. 各种吸入麻醉药对 CNS 抑制作用的量效曲线都比较陡峭

2. 以下吸入全麻药中，血/气分配系数最小，诱导和苏醒均较迅速的是
   A. 氟烷　　　　　B. 安氟烷
   C. N_2O　　　　D. 异氟烷
   E. 地氟烷

3. 以下吸入全麻药中，全麻效价强度最小的是
   A. 氟烷　　　　　B. 安氟烷
   C. N_2O　　　　D. 异氟烷
   E. 地氟烷

4. 高效能吸入全麻药七氟烷的 MAC 是
   A. 0.77%　　　　B. 1.15%
   C. 1.68%　　　　D. 1.71%
   E. 7.15%

5. 关于硫喷妥钠的叙述，错误的是
   A. 有再分布现象，故作用时间短
   B. 循环、呼吸抑制作用轻微
   C. 没有明显的镇痛和肌松作用
   D. 肌内注射或直肠灌注可作为小儿基础麻醉
   E. 易诱发支气管哮喘，故支气管哮喘患者禁用

6. 对丙泊酚的描述下列哪项是错误的

   A. 镇痛作用不明显
   B. 随着年龄的增长，诱导剂量逐渐减少
   C. 易出现诱导麻醉时血压下降
   D. 禁用于支气管哮喘患者
   E. 对凝血机制无影响

7. 癫痫患者最不宜选用下列哪种药物
   A. 咪达唑仑　　　　B. 依托咪酯
   C. 丙泊酚　　　　　D. 硫喷妥钠
   E. 氯胺酮

8. 肾上腺皮质功能减退患者不宜选用哪种药物麻醉
   A. 依托咪酯　　　　B. 咪达唑仑
   C. 硫喷妥钠　　　　D. 氯胺酮
   E. 丙泊酚

9. 具有镇痛作用的静脉麻醉药是
   A. 氯胺酮　　　　　B. 硫喷妥钠
   C. 丙泊酚　　　　　D. 依托咪酯
   E. 咪达唑仑

10. 下列哪种麻醉药对循环系统影响最小
    A. 氯胺酮　　　　　B. 依托咪酯
    C. 丙泊酚　　　　　D. 硫喷妥钠
    E. 咪达唑仑

（二）A2 型题

11. 患者，女，42 岁，稍肥胖。因胆囊结石，拟行腹腔镜下胆囊切除术，考虑单独使用七氟烷进行全身麻醉的诱导和维持，诱导时为了抑制气管插管的应激反应，七氟烷的吸入浓度至少为
    A. 5%　　　B. 4%　　　C. 3%
    D. 2.5%　　　E. 1.71%

12. 患者，男，35 岁，因在水库边行走时踩空摔落入水中，导致左胫腓骨骨折，后被人发现后救起送入医院，经测患者体温只有 35℃。因左胫腓骨骨折需行

左下肢切开复位内固定术，其他生命体征和实验室检查在正常范围，此时异氟烷对此患者的MAC约为

A. 1%   B. 1.25%

C. 1.5%   D. 1.75%

E. 2%

13. 患者，男，65岁。自感头痛，视力障碍，到院经磁共振检查后诊断为脑瘤，拟行开颅手术切除肿瘤。高血压病史7年余，血压控制一般。心电图（ECG）检查发现患者左心室肥厚，伴有心肌缺血和心房颤动，该患者不宜选用的麻醉药是

A. 丙泊酚   B. 依托咪酯

C. 硫喷妥钠   D. 氯胺酮

E. 咪达唑仑

14. 患者，男，47岁。因腹胀腹痛、排便困难到院就诊，经造影等影像学检查诊断为结肠肿瘤引起的肠梗阻，需入院手术治疗。电解质检查测得血钾为2.31mmol/L，血钠为145mmol/L，血清氯为92.2mmol/L，二氧化碳结合力32.5mmol/L，动脉血pH 7.42，患者具有低钾血症伴有碱中毒，需要对患者进行结肠肿瘤切除术，拟采用静脉麻醉，以下不宜选用的静脉麻醉药是

A. 丙泊酚   B. 依托咪酯

C. 硫喷妥钠   D. 氯胺酮

E. 羟丁酸钠

15. 患者，女，35岁，诊断为宫腔粘连，为了备孕，需在宫腔镜下行宫腔粘连松解术。静脉推注丙泊酚和芬太尼后产生麻醉作用，关于麻醉用药，以下错误的说法是

A. 丙泊酚在该手术中发挥静脉全麻的作用

B. 丙泊酚起效迅速

C. 芬太尼发挥镇痛作用

D. 丙泊酚对循环系统影响轻微，常用于心功能不全的老年患者

E. 丙泊酚适合短小手术，刺激较小的全麻手术

（三）B1型题

（16～19题共用备选答案）

A. 氟烷   B. 恩氟烷   C. 异氟烷

D. 七氟烷   E. 地氟烷   F. 氧化亚氮

16. 肾毒性最低的吸入麻醉药是

17. 最常用于麻醉诱导的吸入麻醉药是

18. 有轻度增快心率作用，与吸入浓度无关的是

19. 增加心肌对儿茶酚胺敏感性作用最突出的是

（20、21题共用备选答案）

A. 硫喷妥钠   B. 氯胺酮

C. 丙泊酚   D. 依托咪酯

E. 咪达唑仑

20. ECG示心肌缺血，麻醉诱导药首选

21. 门诊小手术的全麻药，应首选

（四）X型题

22. 静脉全麻药与吸入全麻药相比，具有下列哪些优点

A. 不刺激呼吸道，患者乐于接受

B. 无燃烧、爆炸的危险

C. 有明显镇痛作用

D. 大剂量也能迅速排出体外

E. 使用方便，不需要特殊设备

23. 下列关于依托咪酯的描述正确的是

A. 其缺点是严重影响心血管功能

B. 为强效、超短效非巴比妥类催眠药

C. 无明显镇痛作用

D. 减少脑耗氧量，降低脑血流量和颅内压

E. 主要适用于冠心病或心功能不全的患者

24. 下列关于氯胺酮的描述正确的是

A. 脂溶性高，具有再分布现象

B. 可产生独有的"分离麻醉"

C. 苏醒期可出现精神激动和梦幻现象

D. 不产生镇痛作用，需加镇痛药

E. 可用于短时的体表小手术的麻醉

25. 同时吸入N_2O和异氟烷进行麻醉的优点有

A. 加速诱导   B. 增大麻醉深度

C. 延长麻醉时间   D. 减少异氟烷用量

E. 减轻异氟烷的心血管抑制作用

26. 丙泊酚的特点是

A. 易溶于水   B. 起效快

C. 对循环系统抑制轻   D. 对呼吸抑制轻

E. 苏醒迅速、安全

二、简答题

1. 简述安氟烷对中枢神经系统、循环系统和呼吸系统的作用。

2. 试述丙泊酚的药理作用及临床用途。

三、病案分析题

某男性患者，67岁，腹部疼痛近6个月，便秘，气胀，大便性状变细，大便颜色加深，有便血，就诊后经腹部CT检查发现乙状结肠有包块，边界不清，有毛刺，结合血液学检查初步诊断为乙状结肠癌，未发现有转移，需行乙状结肠癌根治术。麻醉医生考虑采用静吸复合麻醉。

问题：

1. 该手术麻醉所用的药物有哪些？（每类药以一个药为例）

2. 简述每种药物在此次麻醉中所起的作用。

（杨建宇）

第十二章 镇静催眠药

━━━━●○ 大纲要求 ○●━━━━

一、掌握

苯二氮䓬类药物的药理作用、临床应用及不良反应。

二、熟悉

1. 苯二氮䓬类药物的体内过程、作用机制及禁忌证。
2. 苯二氮䓬类与巴比妥类药物在药理作用、临床应用及不良反应上的异同。
3. 苯二氮䓬类药物的特异性解毒药——氟马西尼。

三、了解

1. 巴比妥类药物的分类、体内过程。
2. 水合氯醛、丁螺环酮、吡唑坦等其他镇静催眠药的作用特点、临床应用及主要不良反应。

━━━━●○ 复习思考题 ○●━━━━

一、选择题

（一）A1型题

1. 地西泮的催眠作用机制主要是
   A. 抑制特异性感觉传入通路
   B. 抑制侧支传导冲动至网状结构
   C. 抑制网状结构上行激活系统
   D. 抑制大脑皮质及边缘系统
   E. 增强中枢GABA能神经的抑制效应

2. 不属于苯二氮䓬类的药物是
   A. 氯氮䓬　　　　　　B. 氟西泮
   C. 奥沙西泮　　　　　D. 三唑仑
   E. 唑吡坦

3. 地西泮抗焦虑的主要作用部位是
   A. 中脑网状结构　　　B. 下丘脑
   C. 边缘系统　　　　　D. 大脑皮质
   E. 纹状体

4. 下列关于地西泮的不良反应的叙述中错误的是
   A. 治疗量可见困倦等中枢抑制作用
   B. 治疗量可产生明显心血管抑制
   C. 大剂量偶致共济失调
   D. 长期服用可产生耐受性和成瘾性
   E. 久用成瘾后突然停药可产生戒断症状

5. 地西泮不用于
   A. 焦虑症或焦虑性失眠
   B. 麻醉前给药
   C. 高热惊厥
   D. 癫痫持续状态

   E. 麻醉维持

6. 苯巴比妥连续应用产生耐受性的主要原因是
   A. 再分布于脂肪组织
   B. 排泄加快
   C. 被假性胆碱酯酶破坏
   D. 被单胺氧化酶破坏
   E. 诱导肝药酶使自身代谢加快

7. 苯巴比妥过量中毒，为了促使其快速排泄，应
   A. 碱化尿液，使解离度增大，增加肾小管再吸收
   B. 碱化尿液，使解离度减小，增加肾小管再吸收
   C. 碱化尿液，使解离度增大，减少肾小管再吸收
   D. 酸化尿液，使解离度增大，减少肾小管再吸收
   E. 酸化尿液，使解离度减小，增加肾小管再吸收

8. 地西泮与苯巴比妥共有的作用是
   A. 抗精神病　　　　　B. 抗焦虑
   C. 麻醉　　　　　　　D. 抗癫痫
   E. 镇痛

9. 以下药物中无明显依赖性的药物是
   A. 丁螺环酮　　　　　B. 水合氯醛
   C. 唑吡坦　　　　　　D. 氟西泮
   E. 戊巴比妥

10. 苯二氮䓬类药物的特异性解毒药是
    A. 阿托品　　　　　　B. 纳洛酮
    C. 水合氯醛　　　　　D. 氟马西尼
    E. 丁螺环酮

（二）A2型题

11. 患者，女，21岁，大三学生，45kg，因学习任务繁

重，最近感觉到恐惧、紧张、焦虑并伴有失眠，同时还出现心悸、出汗和震颤等症状，已经严重影响到学习和生活，到医院就诊后诊断为"焦虑症"，最适宜此患者的药物是
A. 三唑仑　　　　B. 地西泮
C. 唑吡坦　　　　D. 氟马西尼
E. 苯巴比妥

12. 患者，男，25岁，曾经在18岁时头部受过重伤，出现阵发性全身肌肉痉挛5年余，每次发作1min后可自行缓解，最近半年，患者发作频率增加，偶尔出现持续性发作，经医生诊断为"癫痫持续状态"，此患者最适宜的用药是
A. 硫喷妥钠　　　　B. 唑吡坦
C. 地西泮　　　　D. 丁螺环酮
E. 苯巴比妥

13. 患者，女，38岁，某公司中层干部，最近需要承接几个较大项目，工作非常繁忙，近几天晚上开始辗转反侧不易入睡，入睡过程常需要2~3h。一旦入睡后睡眠质量佳，无起夜和早醒的症状。最适合使用于该患者的镇静催眠药是
A. 三唑仑　　　　B. 唑吡坦
C. 劳拉西泮　　　　D. 地西泮
E. 水合氯醛

（三）B1型题
（14~19题共用备选答案）
A. 地西泮　　　　B. 丁螺环酮
C. 水合氯醛　　　　D. 氟马西尼
E. 唑吡坦

14. 仅用于镇静催眠的药物是
15. 久用无明显依赖性的药物是
16. 首选用于癫痫持续状态的药物是
17. 临床不宜用于胃溃疡的药物是
18. 拮抗苯二氮䓬类残余作用的药物是
19. 仅用于抗焦虑的药物是

（四）X型题
20. 下列对镇静催眠药的描述，正确的是
A. 水合氯醛不缩短快动眼睡眠时间
B. 地西泮是目前治疗癫痫持续状态的首选药
C. 巴比妥类药在临床上多用于镇静和催眠
D. 巴比妥类药较易发生耐受性和依赖性

E. 丁螺环酮久服可产生明显的成瘾性和戒断症状

21. 苯二氮䓬类药物与巴比妥类药物比较，具有以下哪些优点
A. 有明显的抗焦虑作用
B. 安全范围大
C. 成瘾性较小
D. 对肝药酶无明显诱导作用
E. 对快动眼睡眠时相无明显影响

22. 以下久用可产生耐受性和依赖性的药物是
A. 苯巴比妥　　　　B. 唑吡坦
C. 水合氯醛　　　　D. 地西泮
E. 丁螺环酮

23. 对夜惊和夜游症有效的药物有
A. 地西泮　　　　B. 氟西泮
C. 三唑仑　　　　D. 苯巴比妥
E. 异戊巴比妥

24. 苯二氮䓬类药物与巴比妥类药物共有的临床应用是
A. 焦虑症　　　　B. 失眠症
C. 小儿高热惊厥　　　　D. 癫痫持续状态
E. 静脉麻醉

二、简答题
试述地西泮的作用、用途及作用机制。

三、病案分析题
患者，女，59岁，家属诉因反复发作性肢体抽搐、意识丧失1h入院。患者既往5年前患右侧顶颞叶脑出血，行血肿清除术；高血压史30年。入院急查体：血压168/95mmHg，昏迷状态，牙关紧闭，口唇青紫，四肢伸直，肌张力增高，二便失禁，双肺呼吸音急促，心律齐，心率107次/分，双侧巴宾斯基征阳性。头颅CT示右侧顶颞叶软化灶。入院诊断：癫痫持续状态，高血压2级极高危组。

治疗：立即给予地西泮注射液10mg静脉注射，1~2min注射完毕，其后患者未再抽搐，然后给予苯巴比妥注射液0.1mg，间隔8h再给1次，后逐渐加用卡马西平，停用苯巴比妥注射液。

问题：
1. 该患者所选用的地西泮类镇静催眠药的作用机制如何？
2. 比较苯二氮䓬类药物和巴比妥类药物在主要药理作用和临床应用方面的异同。

（杨建宇）

第十三章 抗癫痫药与抗惊厥药

大纲要求

一、熟悉

1. 苯妥英钠、卡马西平、乙琥胺、地西泮抗癫痫作用特点、临床应用与主要不良反应。
2. 不同类型癫痫的首选用药。

二、了解

1. 扑米酮、丙戊酸钠和拉莫三嗪等药物的作用特点。
2. 硫酸镁抗惊厥的作用与作用机制、给药途径、中毒与解救。

复习思考题

一、选择题

（一）A1 型题

1. 治疗癫痫小发作（失神性发作）的首选药物是
   A. 卡马西平　　　　　B. 苯巴比妥
   C. 苯妥英钠　　　　　D. 乙琥胺
   E. 丙戊酸钠

2. 治疗癫痫大发作合并小发作的首选药物是
   A. 苯妥英钠　　　　　B. 乙琥胺
   C. 卡马西平　　　　　D. 苯巴比妥
   E. 丙戊酸钠

3. 治疗癫痫大发作和局限性发作的首选药物是
   A. 苯巴比妥　　　　　B. 硫喷妥钠
   C. 水合氯醛　　　　　D. 地西泮
   E. 苯妥英钠

4. 治疗单纯性局限性发作（局灶性癫痫）的首选药物是
   A. 卡马西平　　　　　B. 地西泮
   C. 苯妥英钠　　　　　D. 乙琥胺
   E. 丙戊酸钠

5. 对强直-阵挛性发作、失神发作和复杂部分发作均有效的药物是
   A. 丙戊酸钠　　　　　B. 地西泮
   C. 乙琥胺　　　　　　D. 扑米酮
   E. 苯妥英钠

6. 苯妥英钠抗癫痫的主要作用机制是
   A. 抑制脑内癫痫病灶本身异常放电
   B. 发挥膜稳定作用，阻止异常放电向周围正常脑组织扩散
   C. 抑制脊髓神经元
   D. 具有肌肉松弛作用
   E. 对中枢神经系统普遍抑制

7. 长期用于抗癫痫治疗时，会引起牙龈增生的药物是

A. 卡马西平　　　　　B. 苯巴比妥
C. 苯妥英钠　　　　　D. 乙琥胺
E. 丙戊酸钠

8. 除可用于单纯局限性发作和大发作治疗外，还可用于尿崩症治疗的药物是
   A. 苯妥英钠　　　　　B. 卡马西平
   C. 乙琥胺　　　　　　D. 苯巴比妥
   E. 丙戊酸钠

9. 临床抗癫痫常用，但肝损害发生概率较高的药物是
   A. 卡马西平　　　　　B. 托吡酯
   C. 苯妥英钠　　　　　D. 拉莫三嗪
   E. 丙戊酸钠

10. 临床上常以肌内注射或静脉滴注用于缓解子痫、破伤风惊厥、小儿高热惊厥，也可用于高血压危象的药物是
    A. 丙戊酸钠　　　　　B. 地西泮
    C. 乙琥胺　　　　　　D. 扑米酮
    E. 硫酸镁

（二）A2 型题

11. 患者，女，30岁，癫痫病史20年，平时控制欠佳，数天至半个月发作1次，发作时间很短。近3天"感冒"后癫痫发作频繁，入院时（接近中午）呈癫痫持续状态，有高热（39.8℃），发作时意识丧失、瞳孔散大、对光反射消失，头向右转，右侧肢体抽动。此时可给予的药物是
    A. 苯巴比妥钠静脉注射
    B. 硫喷妥钠静脉注射
    C. 水合氯醛灌肠
    D. 静脉注射地西泮
    E. 静脉注射苯妥英钠

12. 患者，男，21岁，安静时无异常，近期受到声音刺

激、或情绪激动时出现全身不自主抖动、四肢明显震颤，肌阵挛样发作，为短暂、突发的粗大肌肉抽动，EEG呈现短暂爆发性多棘波。下列何种药物较为合适

A. 苯妥英钠   B. 地西泮

C. 氯硝西泮   D. 乙琥胺

E. 丙戊酸钠

13. 患者，女，30岁，高血压3个月，水肿2个月，蛋白尿2个月，无癫痫病史，妊娠32周，突然出现抽搐。从小腹开始，逐渐发展至全身抽搐，呼吸暂停，口唇发绀，双眼向一侧凝视，意识丧失。入院测血压180/95mmHg，抽搐间歇期，心肺听诊未见明显异常，心电图检查未见明显异常，诊断为子痫。立即建立静脉通路，静脉注射地西泮20mg，抽搐仍不停止，数分钟后继续发作，此时可给予的药物是

A. 苯妥英钠   B. 卡马西平

C. 乙琥胺   D. 苯巴比妥

E. 硫酸镁

14. 患者，男，16岁，因癫痫强直-痉挛性发作入院，服用苯巴比妥10个月，因疗效不佳，2天前改服苯妥英钠，结果病情加重，可能的原因是

A. 苯妥英钠不适合用于该类型癫痫

B. 苯巴比妥不适合用于该类型癫痫

C. 两药联用

D. 苯巴比妥的停药反应

E. 患者自身原因

15. 患者，女，30岁，5年前诊断为癫痫，长期口服卡马西平治疗，近期口服复方炔诺酮片避孕，避孕失败，最主要的原因是

A. 卡马西平为药物抑制剂

B. 卡马西平为药物诱导剂

C. 卡马西平降低复方炔诺酮吸收

D. 卡马西平加速复方炔诺酮排泄

E. 复方炔诺酮片不适合该患者

（三）B1型题

（16～18题共用备选答案）

A. 地西泮   B. 苯巴比妥

C. 苯妥英钠   D. 卡马西平

E. 丙戊酸钠

16. 既可治疗癫痫大发作和局限性发作，又可治疗心律失常的药物是

17. 既可治疗大发作和局限性发作，又可治疗三叉神经痛和抑郁的药物是

18. 既可用于癫痫持续状态急性期，又具有抗焦虑作用的药物是

（19～21题共用备选答案）

A. 苯妥英钠   B. 苯巴比妥

C. 拉莫三嗪   D. 卡马西平

E. 乙琥胺

19. 长期应用需补充甲酰四氢叶酸避免巨幼细胞贫血的抗癫痫药物是

20. 长期应用需补充维生素D避免低钙血症的抗癫痫药物是

21. 长期应用易产生耐受性的抗癫痫药物是

（四）X型题

22. 癫痫的治疗原则包括

A. 根据发作类型合理选用药物

B. 单药治疗

C. 从小剂量开始

D. 治疗过程中不能突然停药，更换药物时，采取逐渐过渡换药的方式

E. 长期用药注意毒副作用

23. 可治疗癫痫大发作的药物有

A. 卡马西平   B. 地西泮

C. 苯巴比妥   D. 乙琥胺

E. 苯妥英钠

24. 可用于治疗癫痫持续状态的药物有

A. 丙戊酸钠   B. 地西泮

C. 苯巴比妥   D. 乙琥胺

E. 苯妥英钠

25. 苯妥英钠可用于治疗

A. 大发作   B. 小发作

C. 局限性发作   D. 神经痛

E. 心律失常

二、简答题

1. 试述苯妥英钠的药理作用及临床应用。

2. 简述硫酸镁不同给药途径产生的不同作用及临床应用。

三、病案分析题

患者，女，18岁，主因"头痛、抽搐、精神行为异常2天"急诊就诊。患者2天前无明显诱因出现头痛，突发双眼上翻、口角歪斜、四肢强直-阵挛伴意识障碍4次，每次持续约5min，发作间期意识丧失。既往无癫痫史。急诊查体：T 37.9℃，意识清楚，理解力和判断力差，躁动不安，查体不合作。双瞳孔等反射灵敏；角膜反射、头眼反射、咽反射和咳嗽反射存在。腰椎穿刺：脑脊液压力180mmHg，白细胞5×10^6/L，糖、蛋白质、氯化物正常，病毒学检查阴性，癌肿相关检查阴性，MRI检查显示顶叶、颞叶、岛叶异常信号。诊断：全身性痉挛性癫痫持续状态。

问题：

1. 终止痉挛性癫痫持续状态首选药物是什么？该药物的作用机制是什么？

2. 静脉推注地西泮后临床发作并未终止，可做哪些药物选择？

（熊云霞）

第十四章　抗帕金森病和治疗阿尔茨海默病药

━━━ 大纲要求 ━━━

一、掌握

左旋多巴的药理作用、作用机制、临床应用和不良反应。

二、熟悉

1. 卡比多巴、司来吉兰、硝替卡朋、溴隐亭、金刚烷胺的药理作用及临床应用。
2. 治疗阿尔茨海默病药的分类及各药的特点。

三、了解

苯海索及苯扎托品的临床应用。

●○ 复习思考题 ○●

一、选择题

（一）A1 型题

1. 治疗帕金森病的主要药物是
   - A. 多巴胺
   - B. 卡比多巴
   - C. 加兰他敏
   - D. 左旋多巴
   - E. 美金刚

2. 左旋多巴治疗帕金森病的机制是
   - A. 直接补充纹状体中多巴胺含量
   - B. 提高纹状体中乙酰胆碱的含量
   - C. 左旋多巴在脑内转变为 DA，补充纹状体内的 DA 不足
   - D. 降低黑质中乙酰胆碱的含量
   - E. 提高纹状体中 5-HT 的含量

3. 左旋多巴治疗帕金森病初期最常见的不良反应是
   - A. 心血管反应
   - B. 胃肠道反应
   - C. 开 - 关现象
   - D. 直立性低血压
   - E. 不自主异常运动

4. 下列属于 DA 受体激动剂的抗帕金森病药是
   - A. 恩他卡朋
   - B. 卡比多巴
   - C. 司来吉兰
   - D. 溴隐亭
   - E. 左旋多巴

5. 下列哪种药对氯丙嗪引起的帕金森综合征有治疗作用
   - A. 苯海索
   - B. 卡比多巴
   - C. 金刚烷胺
   - D. 溴隐亭
   - E. 左旋多巴

6. 具有抗病毒作用的抗帕金森病药物是
   - A. 司来吉兰
   - B. 卡比多巴
   - C. 苯海索
   - D. 金刚烷胺
   - E. 托卡朋

7. 左旋多巴可与下列哪种药物按 4：1 剂量合用，制成复方制剂心宁美
   - A. 恩他卡朋
   - B. 卡比多巴
   - C. 司来吉兰
   - D. 溴隐亭
   - E. 硝替卡朋

8. 下列能降低左旋多巴疗效、增加副作用的药物是
   - A. 溴隐亭
   - B. 金刚烷胺
   - C. 维生素 D
   - D. 维生素 B_6
   - E. 苯海索

9. 应用最多的抗阿尔茨海默病药是
   - A. 抗胆碱药
   - B. 抗胆碱酯酶药
   - C. 多巴胺受体激动药
   - D. NMDA 受体拮抗药
   - E. 胆碱受体激动药

10. 属于 NMDA 受体非竞争性拮抗药，用于治疗阿尔茨海默病的药物是
    - A. 多奈哌齐
    - B. 加兰他敏
    - C. 石杉碱甲
    - D. 金刚烷胺
    - E. 美金刚

（二）A2 型题

11. 患者，女，69 岁，3 年前无明显诱因出现行动迟缓、身体僵硬、动作笨拙、步行前倾前屈，走路易跌倒。表情减少，与人交流减少，无肢体不自主抖动，无明显记忆力减退及定向力障碍。近来加重入院，初步诊断为帕金森病。给予多巴丝肼（苄丝肼与左旋多巴的复方制剂）0.5 片，1 天 3 次，症状有所改善。其中苄丝肼的作用机制是
    - A. 多巴胺受体激动药
    - B. COMT 抑制药

　　C. AADC 抑制药

　　D. 多巴胺前体药

　　E. 促多巴胺释放药

12. 患者，男，71 岁，因帕金森病服用左旋多巴 4 年，症状得以改善，近来常突然出现行动不能而摔倒的情况，片刻缓解后，又再次出现行动障碍。这是由于长期服用左旋多巴引起的

　　A. 锥体外系反应　　　B. "开-关"现象

　　C. 运动失调　　　　　D. 精神障碍

　　E. 心血管反应

13. 患者，女，61 岁，因上肢静止性震颤、肌肉强直、运动迟缓 1 年余被诊断为帕金森病，近来加重就诊，会诊中发现该患者言语不清、记忆力明显减退，有一定的认知障碍。该患者应避免服用的药物是

　　A. 左旋多巴　　　　　B. 卡比多巴

　　C. 司来吉兰　　　　　D. 溴隐亭

　　E. 苯海索

14. 患者，男，72 岁，近来出现记忆力下降，记不清十几分钟或者半小时之前发生的事情；语言表达短时障碍，不记得自己原本要说的话；原来脾气温和，现在变得暴躁而多疑。头颅磁共振成像显示双侧海马萎缩。能减缓该患者病情的药物是

　　A. 恩他卡朋　　　　　B. 卡比多巴

　　C. 左旋多巴　　　　　D. 加兰他敏

　　E. 氯丙嗪

15. 患者，女，70 岁，因阿尔茨海默病就诊，服用利斯的明胶囊，1.5mg/d，服用 1 周后，出现恶心、呕吐、腹痛、腹泻。出现该不良反应的原因是

　　A. 利斯的明激动胆碱受体

　　B. 利斯的明阻断胆碱受体

　　C. 利斯的明为拟胆碱药

　　D. 利斯的明激动多巴胺受体

　　E. 利斯的明阻断多巴胺受体

（三）B1 型题

（16～19 题共用备选答案）

　　A. 左旋多巴　　　　　B. 卡比多巴

　　C. 恩他卡朋　　　　　D. 溴隐亭

　　E. 苯海索

16. 对帕金森病肌肉强直和运动困难疗效好，对肌肉震颤疗效差的药物是

17. 对帕金森病肌肉震颤疗效好，对运动迟缓无效的是

18. 尤其适用于缓解左旋多巴引起的症状波动或疗效不显著的药物是

19. 可能加重帕金森病患者伴有的痴呆症状的药物是

（20～21 题共用备选答案）

　　A. 拟多巴胺类药

　　B. 抗胆碱药

　　C. 胆碱酯酶抑制药

　　D. NMDA 受体非竞争性拮抗药

　　E. 胆碱受体激动药

20. 治疗帕金森病的主流药物种类是

21. 治疗阿尔茨海默病的主要药物种类是

（四）X 型题

22. 抗帕金森病药物包括的种类有

　　A. 多巴胺前体药

　　B. 左旋多巴增效药

　　C. 多巴胺受体激动药

　　D. 抗胆碱药

　　E. 肾上腺素受体阻断药

23. 抗阿尔茨海默病药物包括的种类有

　　A. 抗胆碱药

　　B. 胆碱酯酶抑制药

　　C. 多巴胺受体拮抗药

　　D. NMDA 受体激动药

　　E. NMDA 受体非竞争性拮抗药

24. 下列对左旋多巴叙述正确的是

　　A. 大部分在外周转化为多巴胺

　　B. 口服显效快

　　C. 易透过血脑屏障

　　D. 改善运动困难效果好，缓解震颤效果差

　　E. 对氯丙嗪引起的帕金森综合征也有效

25. 下列对卡比多巴叙述正确的是

　　A. 能透过血脑屏障

　　B. 主要机制为氨基酸脱羧酶抑制药

　　C. 仅能抑制外周脱羧酶，减少 DA 在外周的生成

　　D. 单用也有较强的抗帕金森病作用

　　E. 与左旋多巴合用，能增效而减少不良反应

26. 下列属于胆碱酯酶抑制剂的抗阿尔茨海默病药物是

　　A. 多奈哌齐　　　　　B. 加兰他敏

　　C. 石杉碱甲　　　　　D. 利斯的明

　　E. 美金刚

二、简答题

1. 简述左旋多巴与卡比多巴合用治疗帕金森病的机制。

2. 试分析说明左旋多巴不能用于治疗抗精神病药物引起的帕金森综合征的药理学依据。

三、病案分析题

　　患者，女，60 岁。记忆减退 2 年，同时伴有自理能力下降 1 年。原本待人热情大方，现变得冷漠、小气、多疑、易怒。原本勤快，讲究整洁，现变得邋遢，东西随处乱放。夜间入睡困难、睡眠浅、易醒，有时叫喊骂人。无高血压、糖尿病和心脏病等病史。

　　体格检查：神经系统无阳性体征。头颅磁共振成像（MRI）显示双侧海马轻度萎缩、额颞叶中度萎缩、轻度白质变性。经多普勒检查（TCD）显示脑动脉硬

化性改变。简易智能量表（MMSE）＜17分，神经症状检测（NPI）78分。

诊断：中度阿尔茨海默病（AD）。

治疗：①盐酸多奈哌齐片（5mg，口服），每晚临睡前服用1次；②美金刚（2.5mg，口服），每天两次；③尼麦角林（30mg，口服），每天一次。

问题：以上药物用于治疗阿尔茨海默病的作用机制和作用特点分别是什么？

（熊云霞）

第十五章　抗精神失常药

═══ 大纲要求 ═══

一、掌握
1. 氯丙嗪的药理作用、临床应用和主要不良反应。
2. 丙米嗪的药理作用和临床应用。

二、熟悉
1. 氯丙嗪对中枢多巴胺神经通路的影响。
2. 碳酸锂的抗狂躁作用机制、临床应用及主要不良反应。

三、了解
1. 氯丙嗪的体内过程、急性中毒、禁忌证。
2. 抗精神病药按化学结构的分类，其他类抗精神失常药物的作用特点及应用。
3. 抗抑郁药的分类、作用特点和应用。

═══ 复习思考题 ═══

一、选择题

（一）A1型题

1. 氯丙嗪产生抗精神病的作用最主要与哪个受体相关
   A. M受体
   B. H_1受体
   C. D_2受体
   D. N受体
   E. 5-HT受体

2. 氯丙嗪抗精神分裂症的作用机制是
   A. 阻断中脑-边缘叶及中脑-皮质通路中的D_2受体
   B. 兴奋M胆碱受体
   C. 阻断结节-漏斗通路的D_2受体
   D. 拮抗α肾上腺素受体
   E. 兴奋黑质-纹状体通路的D_2受体

3. 下列关于氯丙嗪的药理作用描述错误的是
   A. 与中枢抑制药产生协同作用
   B. 抑制生长激素的分泌
   C. 对晕动病的呕吐有效
   D. 可引起直立性低血压
   E. 可引起正常体温下降

4. 氯丙嗪引起锥体外系反应的机制是
   A. 阻断中枢胆碱受体
   B. 阻断黑质-纹状体通路的D_2受体
   C. 兴奋中脑-皮质系统的D_2受体
   D. 阻断中脑-皮质通路的D_2受体
   E. 阻断中脑-边缘叶的D_2受体

5. 氯丙嗪会引起血压下降是因为
   A. 兴奋外周β肾上腺素受体
   B. 抑制外周M胆碱受体
   C. 抑制中枢5-HT受体
   D. 抑制外周α肾上腺素受体
   E. 兴奋中枢D_1受体

6. 下列关于丙米嗪抗抑郁的作用机制正确的是
   A. 促进NA和5-HT释放
   B. 抑制NA和5-HT释放
   C. 促进NA释放并抑制5-HT再摄取
   D. 促进NA再摄取并抑制5-HT释放
   E. 抑制NA和5-HT再摄取

7. 大剂量氯丙嗪镇吐的主要作用部位是
   A. 大脑皮质
   B. 延髓催吐化学感受区
   C. 大脑边缘系统
   D. 延髓呕吐中枢
   E. 下丘脑

8. 长期使用氯丙嗪会影响内分泌系统从而使下列哪个激素释放增加
   A. 催乳素
   B. 生长激素
   C. 卵泡刺激素
   D. 糖皮质激素
   E. 黄体生成素

9. 对D_2受体有部分激动作用的抗精神病药物是
   A. 奥氮平
   B. 氯丙嗪
   C. 氯氮平
   D. 利培酮
   E. 阿立哌唑

10. 下列抗精神分裂症药物中几乎没有锥体外系不良反应的是
    A. 氟哌啶醇
    B. 奋乃静

C. 五氟利多　　　　　D. 氯氮平

E. 氯丙嗪

11. 使用丙米嗪后最常出现的副作用是

A. 中枢神经系统反应　B. 阿托品样反应

C. 胃肠道反应　　　　D. 心脏毒性反应

E. 锥体外系反应

12. 下列关于氯丙嗪对体温调节作用的叙述，错误的是

A. 抑制前列腺素的产生从而降低体温

B. 不仅降低发热体温，也降低正常体温

C. 可用于人工冬眠，降低基础代谢率

D. 配合物理降温用于低温麻醉

E. 抑制体温调节中枢

13. 可增强镇痛药作用，临床上可用于麻醉的药物是

A. 五氟利多　　　　　B. 利培酮

C. 氟哌啶醇　　　　　D. 舒必利

E. 氟哌利多

14. 选择性抑制NA再摄取的抗抑郁药是

A. 阿米替林　　　　　B. 地昔帕明

C. 氯米帕明　　　　　D. 文拉法辛

E. 帕罗西汀

15. 选择性抑制5-HT再摄取的抗抑郁药是

A. 阿米替林　　　　　B. 马普替林

C. 氯米帕明　　　　　D. 吗氯贝胺

E. 帕罗西汀

16. 吗氯贝胺不能和其他抗抑郁药合用的原因是

A. 易产生药物耐受

B. 互相拮抗使药效降低

C. 减少NA和5-HT灭活而引起严重不良反应

D. 抑制5-HT释放，影响药物作用

E. 增强中枢抗胆碱作用

17. 吗氯贝胺的抗抑郁作用机制是

A. 抑制MAO

B. 抑制NA再摄取

C. 兴奋中枢DA受体

D. 兴奋中枢M受体

E. 促进5-HT再摄取

18. 有关碳酸锂作用的叙述，下列哪一项是错误的

A. 治疗剂量对正常人没有影响

B. 治疗剂量可抑制5-HT的释放

C. 促进神经细胞对突触间隙NA的再摄取

D. 临床除了用于治疗躁狂症，也可以用于治疗躁狂抑郁症

E. 安全范围小，容易中毒

19. 下列哪个药物与锂盐合用容易引起中毒

A. 氢氯噻嗪　　　　　B. 阿司匹林

C. 普萘洛尔　　　　　D. 青霉素

E. 阿托品

20. 氯丙嗪引起视物模糊、心律失常、口干及便秘等不良反应主要和阻断哪个受体有关

A. 多巴胺D_2受体　　　B. M胆碱受体

C. β肾上腺素受体　　　D. α肾上腺素受体

E. N胆碱受体

（二）A2型题

21. 患者，女，23岁。患者最近被诊断患有精神分裂症。下列哪一种抗精神病药物可以改善患者的冷漠和迟钝等症状

A. 氯丙嗪　　　　　　B. 氟奋乃静

C. 氟哌啶醇　　　　　D. 利培酮

E. 硫利达嗪

22. 患者，男，18岁。患者最近开始用匹莫齐特治疗抽动秽语症。他的父母带他到医院就诊，他出现了"看起来与以前不一样的抽搐"，如面部肌肉收缩时间过长。在检查时，他经历了斜视症状（一种身体锥体外痉挛，头部和脚跟向后弯曲，身体向前弯曲）。以下哪一种药物对可以改善这些症状

A. 苯海索　　　　　　B. 溴隐亭

C. 碳酸锂　　　　　　D. 氯丙嗪

E. 利培酮

23. 患者，男，55岁。患者近期开始经历情绪的变化，对工作失去了兴趣，不爱运动，对现实充满罪恶感、无用感和绝望感。除了精神症状外，患者还抱怨全身肌肉疼痛。物理和实验室测试结果都不显著。使用氟西汀治疗6周后，患者的症状消失。但患者主诉性功能障碍。下列哪一种药物可能对这个患者有用

A. 丙米嗪　　　　　　B. 舍曲林

C. 度洛西汀　　　　　D. 米氮平

E. 碳酸锂

24. 患者，男，51岁。患者诊断有严重抑郁症症状并伴有闭角型青光眼。以下哪一种抗抑郁药应该避免让这个患者使用

A. 阿米替林　　　　　B. 舍曲林

C. 安非他酮　　　　　D. 米氮平

E. 氟伏沙明

25. 患者，女，38岁。患者被诊断患有精神分裂症伴有情感障碍，近期出现明显睡眠困难。以下哪一种药物对此患者最有效

A. 阿立哌唑　　　　　B. 氯丙嗪

C. 氟哌啶醇　　　　　D. 利培酮

E. 齐拉西酮

26. 患者，女，36岁。患者表现出强迫行为的症状。只要有任何事情出现问题，她都会觉得"工作将无法有效地或有效率地完成"，她意识到她的行为正在干扰自己完成日常任务的能力，但似乎无法阻止自己。下列哪一种药物对患者最有帮助

A. 丙米嗪　　　　　　　B. 氟西汀
C. 阿米替林　　　　　　D. 苯环丙胺
E. 碳酸锂

27. 患者，男，40岁。在高温环境下工作4h，突感全身乏力，头晕头痛，出汗减少，立即入院就诊。查体显示：面色潮红，体温41℃，心跳116次/分，血压100/60mmHg，心肺无异常。诊断为"中暑"。医护人员立即将患者置于空调房，在患者头部、颈部、腹股沟大动脉处放置冰袋，用冰水擦洗全身。滴注氯丙嗪50mg加5%葡萄糖溶液。氯丙嗪可以配合物理降温使患者体温下降的机制是
A. 抑制皮肤温度感觉器
B. 抑制前列腺素的合成
C. 抑制内热原的释放
D. 抑制外热原产生作用
E. 抑制体温调节中枢

28. 患者，男，28岁。患者在近1年内服用锂剂治疗躁狂抑郁症，他的情绪目前已经稳定，没有明显的健康问题。患者反馈近期逐渐出现疲劳、体重增加、畏寒等症状。医生需要对此患者做以下哪项指标检查
A. 促甲状腺激素水平　B. 葡萄糖耐量
C. 血细胞比容　　　　D. 血清催乳素水平
E. 肝功能

（三）B1型题

（29～32题共用备选答案）
A. 氯氮平　　　B. 氯丙嗪　　　C. 苯海索
D. 氯普噻吨　　E. 碳酸锂

29. 适合治疗伴有焦虑抑郁的抗精神病药物是

30. 可改善迟发性运动障碍的药物是

31. 可对抗帕金森综合征的药物是

32. 躁狂抑郁症可选的治疗药物是

（33～36题共用备选答案）
A. 乳房肿大、泌乳　B. 体温下降
C. 锥体外系反应　　D. 便秘、口干
E. 翻转肾上腺素的升压效应

33. 氯丙嗪阻断黑质-纹状体通路的D_2受体会引起

34. 氯氮平阻断α肾上腺素受体会引起

35. 丙米嗪阻断M胆碱受体会引起

36. 氯丙嗪阻断结节-漏斗通路的D_2受体会引起

（37～40题共用备选答案）
A. 抑制5-HT再摄取
B. 抑制NA再摄取
C. 抑制MAO
D. 抑制NA和5-HT再摄取
E. 促进NA的释放

37. 丙米嗪的抗抑郁作用机制是

38. 马普替林的抗抑郁作用机制是

39. 氟西汀的抗抑郁作用机制是

40. 米氮平的抗抑郁作用机制是

（四）X型题

41. 中枢抗胆碱药能缓解哪些氯丙嗪产生的不良反应
A. 急性肌张力障碍　B. 迟发性运动障碍
C. 肌肉震颤　　　　D. 静坐不能
E. 直立性低血压

42. 氯丙嗪使血压下降，其机制有
A. 抑制心脏　　　　B. 阻断α受体
C. 舒张血管平滑肌　D. 抑制血管运动中枢
E. 激动M胆碱受体

43. 氯丙嗪临床可用于
A. 人工冬眠疗法　　B. 精神分裂症
C. 躁郁症　　　　　D. 顽固性呃逆
E. 晕动病引起的呕吐

44. 下述氯丙嗪对内分泌系统的影响正确的是
A. 减少下丘脑释放催乳素抑制因子
B. 引起乳房肿大及泌乳
C. 抑制促性腺释放激素的分泌
D. 促进生长激素的分泌
E. 抑制促肾上腺皮质激素的分泌

45. 第二代抗精神分裂症药物相比第一代有哪些优点
A. 可以选择性作用于DA受体和5-HT受体
B. 不易耐受
C. 很少产生锥体外系反应
D. 可用于改善精神分类症的阴性症状
E. 可用于治疗躁狂抑郁症

46. 氯丙嗪对哪些疾病或症状无效
A. Ⅰ型精神分裂症　B. Ⅱ型精神分裂症
C. 躁狂症　　　　　D. 抑郁症
E. 晕动病引起的呕吐

47. 氯丙嗪对哪些病因导致的呕吐有治疗作用
A. 洋地黄　　　　　B. 放射病
C. 晕船　　　　　　D. 肠胃炎
E. 癌症

48. 下列属于三环类抗抑郁药的有
A. 丙米嗪　　　　　B. 地昔帕明
C. 舍曲林　　　　　D. 阿米替林
E. 多塞平

49. 关于丙米嗪的药理作用，下列叙述正确的是
A. 抑制NA在神经末梢的再摄取而发挥抗抑郁作用
B. 阻断M胆碱受体作用，产生阿托品样反应
C. 阻断α受体，血压降低，心率升高
D. 可治疗各种原因引起的抑郁症，对内源性和更年期性效果较好
E. 可用于其他如焦虑症、惊恐症、遗尿症等

50. 关于人工冬眠的叙述，下列选项正确的是

A. 氯丙嗪与哌替啶、异丙嗪合用，可使患者进入浅睡眠

B. 人工冬眠疗法可以使患者体温、基础代谢及组织耗氧量均降低

C. 人工冬眠可以增强患者对缺氧的耐受力，并降低中枢神经系统反应性

D. 人工冬眠有利于患者度过危险的缺氧缺能阶段

E. 人工冬眠疗法多用于严重创伤、感染性休克、中枢性高热、甲状腺危象及妊娠中毒症等的辅助治疗

二、简答题

1. 试述氯丙嗪阻断的受体种类及产生的作用和不良反应。

2. 试述丙米嗪的药理作用及临床应用。

三、病案分析题

1. 患者，女，60岁。患者于半年前开始出现脾气暴躁，常因一些家庭琐事与家人争吵，爱唠叨；自述总能听到窗外有人骂她，常凭空对骂；疑心大，自己放的东西找不到了，就怀疑家人偷她的东西，认为邻居家在外面放的东西是她的，与邻居争吵。怀疑别人串通起来害她，看到邻居在一起说话便认为是在说她的坏话，为此吵闹骂人，欲外出找邻居打架，家人劝阻后改为哭闹，生活无规律，睡眠尚可，进食不定时，大小便尚可自理。既往健康，家中无精神疾病及痴呆家族史。体检：体格检查及神经系统检查均未见阳性体征。头部CT检查未见异常。精神检查：意识清楚，定向力无障碍，可查及言语性幻听，有被窃妄想、被害妄想及关系妄想，对自身病情没有认识。

诊断：幻听、被窃妄想、关系妄想及被害妄想，以及在此基础上的攻击行为，符合精神分裂症的诊断标准，所以可诊断为老年期精神分裂症。

治疗：入院后给予氯丙嗪（300mg，口服，b.i.d），出现严重低血压表现，医生静脉滴注去甲肾上腺素以便提升血压。后改用奋乃静（20mg，口服），2个月后患者精神症状明显好转，但出现肌张力增高、动作迟缓、流涎、手抖、坐立不安等表现。

问题：

（1）试述患者最初服用氯丙嗪出现低血压的原因。

（2）解释医生采用去甲肾上腺素而不是肾上腺素给患者升高血压的原因。

（3）简述吩噻嗪类药物用于抗精神病的机制。

（4）给予患者奋乃静后，患者为何会出现肌张力增高、坐立不安等表现？可以采取何种措施对抗？

2. 患者，男，35岁。10年前患者被首次诊断出患有严重抑郁症。当时接受了丙米嗪（高达150mg/d）治疗，疗效良好。5年前第二次发作时也使用该药治疗，于4周后患者的症状再次缓解。该患者近日到门诊精神科就诊，主诉其有抑郁情绪，声称这与既往所患的抑郁症症状相同。该患者在意识清晰的情况下出现抑郁情绪，既往有过两次完全一样的发作，均诊断为"重症抑郁"，且每次服用丙米嗪均获得完全缓解。此次发作前没有使用毒品的经历，近来也没有创伤性事件的发生。诊断为：复发重症抑郁。

目前主要面临药物治疗问题，虽然既往使用丙米嗪能获得完全缓解，但患者不能忍受该药产生的一些抗胆碱能不良反应，包括口干、眼干、便秘等，坚决要求换用其他抗抑郁药。

问题：

（1）请简述丙米嗪的抗抑郁作用机制。

（2）患者不能耐受丙米嗪，还可以选择哪些抗抑郁药，其作用和不良反应与丙米嗪有何不同？

（马文婕）

第十六章 镇痛药

━━━ 大纲要求 ━━━

一、掌握

1. 吗啡的药理作用、临床应用、主要不良反应、急性中毒及禁忌证。

2. 哌替啶的药理作用、临床应用、主要不良反应及禁忌证。

二、熟悉

1. 喷他佐辛、芬太尼、美沙酮等镇痛药的作用特点及应用。

2. 纳洛酮的药理作用、作用机制、临床应用和不良反应。

三、了解

1. 阿片类镇痛药的作用机制：阿片受体和内源性阿片肽。

2. 可待因、烯丙吗啡、丁丙诺啡、曲马多等其他镇痛药的作用特点及临床应用。

━━━ 复习思考题 ━━━

一、选择题

（一）A1 型题

1. 吗啡的镇痛作用机制是
    A. 激动中枢阿片受体
    B. 阻断中枢阿片受体
    C. 抑制中枢前列腺素的合成
    D. 阻断 α 和 β 受体
    E. 阻断脑干网状上行激活系统

2. 吗啡镇痛的主要作用部位是
    A. 大脑皮质
    B. 传出神经系统
    C. 脑干网状结构上行系统
    D. 边缘系统与蓝斑核
    E. 脊髓胶质区、脑室及导水管周围灰质

3. 吗啡镇咳的作用部位是
    A. 大脑皮质
    B. 中脑盖前核
    C. 延髓孤束核
    D. 脑干网状结构
    E. 脊髓胶质区、脑室及导水管周围灰质

4. 吗啡对中枢神经系统的作用是
    A. 镇痛、镇静、催眠、止吐
    B. 镇痛、镇静、镇咳、缩瞳、致吐
    C. 镇痛、镇静、镇咳、呼吸兴奋
    D. 镇痛、扩瞳、止吐、呼吸抑制
    E. 镇痛、镇静、扩瞳、呼吸抑制

5. 吗啡不会产生
    A. 呼吸抑制
    B. 止咳作用
    C. 引起腹泻
    D. 支气管收缩

6. 吗啡可用于
    A. 肺心病
    B. 支气管哮喘
    C. 季节性哮喘
    D. 心源性哮喘
    E. 阿司匹林哮喘

7. 吗啡的镇痛作用最适用于
    A. 分娩痛
    B. 诊断未明的急腹痛
    C. 颅脑外伤所致疼痛
    D. 急性创伤性剧痛
    E. 哺乳妇女的疼痛

8. 与阿片类药物的成瘾性有关的受体是
    A. κ 受体
    B. δ 受体
    C. μ 受体
    D. σ 受体
    E. GABA 受体

9. 可首选用来解救吗啡急性中毒的药物是
    A. 阿托品
    B. 肾上腺素
    C. 普萘洛尔
    D. 曲马多
    E. 纳洛酮

10. 吗啡急性中毒引起死亡的主要原因是
    A. 呼吸麻痹
    B. 心脏抑制
    C. 急性肺水肿
    D. 肾衰竭
    E. 直立性低血压

11. 吗啡禁用于分娩止痛是由于
    A. 抑制新生儿呼吸作用明显
    B. 用药后易产生成瘾性
    C. 新生儿代谢功能低易蓄积
    D. 镇痛效果不佳
    E. 容易引起产妇便秘

12. 下列哪项描述是错误的
    A. 哌替啶可用于心源性哮喘
    B. 哌替啶对呼吸有抑制作用
    C. 哌替啶可与氯丙嗪、异丙嗪组成冬眠合剂
    D. 哌替啶无止泻作用
    E. 哌替啶不易引起眩晕、恶心、呕吐

13. 哌替啶的镇痛机制是
    A. 阻断中枢阿片受体
    B. 激动中枢阿片受体
    C. 抑制中枢 PG 合成
    D. 抑制外周 PG 合成
    E. 阻断中枢的 GABA 受体

14. 哌替啶临床应用不包括
    A. 麻醉前给药   B. 人工冬眠合剂
    C. 镇痛   D. 止泻
    E. 心源性哮喘

15. 心源性哮喘可以选用
    A. 肾上腺素   B. 麻黄碱
    C. 曲马多   D. 哌替啶
    E. 丁丙诺啡

16. 治疗胆绞痛宜选
    A. 阿托品   B. 哌替啶+氯丙嗪
    C. 阿司匹林   D. 阿托品+哌替啶
    E. 东莨菪碱

17. 骨折引起剧痛应选用
    A. 吲哚美辛   B. 阿司匹林
    C. 纳洛酮   D. 哌替啶
    E. 保泰松

18. 不属于哌替啶适应证的是
    A. 术后疼痛   B. 人工冬眠
    C. 心源性哮喘   D. 麻醉前给药
    E. 支气管哮喘

19. 哌替啶比吗啡应用多的原因是
    A. 镇痛作用强
    B. 对胃肠道有解痉作用
    C. 无成瘾性
    D. 成瘾性及呼吸抑制作用较吗啡弱
    E. 作用维持时间长

20. 下列关于吗啡和哌替啶比较的描述哪项正确
    A. 镇痛作用哌替啶较吗啡弱，持续时间比吗啡长
    B. 哌替啶、吗啡都可升高颅内压，颅内高压患者禁用
    C. 哌替啶与吗啡对咳嗽中枢无抑制作用
    D. 对心源性哮喘，吗啡有效，哌替啶无效
    E. 哌替啶、吗啡有成瘾性，可待因无成瘾性，故用来止咳

21. 喷他佐辛与吗啡比较，下列哪项是错误的
    A. 镇痛效力较吗啡弱
    B. 呼吸抑制作用较吗啡弱
    C. 大剂量可致血压升高
    D. 成瘾性与吗啡相似
    E. 既具有阿片受体激动剂作用又有弱的拮抗作用

22. 以下镇痛药中镇痛效价强度最强的是
    A. 吗啡   B. 芬太尼
    C. 哌替啶   D. 喷他佐辛
    E. 美沙酮

23. 喷他佐辛主要激动
    A. κ 受体   B. δ 受体
    C. μ 受体   D. σ 受体
    E. GABA 受体

（二）A2 型题

24. 患者，男，48岁，52kg，诊断为胆囊息肉，需在全麻下行胆囊切除术，使用丙泊酚、芬太尼和维库溴铵等药物进行全麻。术毕患者呼之可应，肌力恢复，但有呼吸抑制，此时应当使用下述哪种药物
    A. 美沙酮   B. 可待因
    C. 曲马多   D. 纳洛酮
    E. 喷他佐辛

25. 患者，女，32岁，48kg，拟在全麻下行脾切除术。患者肝功检查示：ALT 122IU/L，AST 82IU/L，显示肝功能不全，此患者术中最适合使用哪种镇痛药物
    A. 舒芬太尼   B. 瑞芬太尼
    C. 曲马多   D. 吗啡
    E. 阿芬太尼

26. 患者，男，42岁，因咳嗽伴胸痛而入院治疗，经诊断为胸膜炎，为缓解咳嗽并能产生镇痛作用的药物是
    A. 吗啡   B. 芬太尼
    C. 喷他佐辛   D. 纳洛酮
    E. 可待因

27. 患者，女，45岁。1h前因右侧腰背部剧烈疼痛，难以忍受，被动体位，出冷汗。口服颠茄片不见好转，急送入院就诊。尿常规检查：红细胞（+）；B超检查：可见胆囊、胆管结石。诊断为急性胆绞痛。患者宜选用的止痛药是
    A. 哌替啶   B. 阿托品
    C. 曲马多   D. 哌替啶+阿托品
    E. 哌替啶+曲马多

28. 患者，男，30岁，极度消瘦，送诊时已昏迷，经查发现患者严重呼吸抑制，四肢及腹部多处注射针痕迹，瞳孔极度缩小。可能引起其中毒的药物是
    A. 吗啡   B. 阿司匹林
    C. 地西泮   D. 苯巴比妥
    E. 毒扁豆碱

29. 患者，男，65岁，因突发心前区压榨型心绞痛入院，诊断为急性前壁心肌梗死，经治疗后病情稳定，但昨夜突发剧烈咳嗽，伴粉红色泡沫样痰，并因憋气而转醒，需采取坐位方可缓解。对此患者的治疗，除给予吸氧、强心、扩张支气管和利尿外，还可以使用的药物是
    A. 沙丁胺醇   B. 喷他佐辛
    C. 吗啡   D. 氢氯噻嗪
    E. 吲哚美辛

30. 某产妇在分娩前，因惧怕分娩时的剧烈疼痛，要求给予中枢镇痛药镇痛，但是具有较强镇痛效果的吗啡则不考虑使用，是因为
    A. 会抑制新生儿的呼吸
    B. 易产生成瘾性
    C. 易在新生儿体内蓄积
    D. 镇痛效果差
    E. 可致新生儿便秘

31. 某患者，因研究的炸药在实验室爆炸，导致全身多处受伤，病情危重，为了抢救患者的生命，急需使用"冬眠合剂"先维持患者的生命，为争取治疗时间，冬眠合剂中的中枢镇痛药是
    A. 吗啡   B. 芬太尼
    C. 哌替啶   D. 纳洛酮
    E. 可待因

（三）B型题
（32～34题共用备选答案）
    A. μ受体   B. κ受体   C. δ受体
    D. α受体   E. β受体

32. 吗啡和哌替啶的镇痛和欣快效应是因为作用于
33. 喷他佐辛、布托啡诺的镇痛是因为激动了
34. 纳洛酮对什么受体的作用最强

（35～38题共用备选答案）
    A. 吗啡   B. 瑞芬太尼   C. 舒芬太尼
    D. 曲马多   E. 纳洛酮

35. 可用于急性左心衰竭、缓解肺水肿的药物是
36. 镇痛强度最大的药物是
37. 可用于肝衰竭的短效镇痛药是
38. 静脉推注后可引起戒断症状的药物是

（39～42题共用备选答案）
    A. 哌替啶   B. 喷他佐辛
    C. 美沙酮   D. 吲哚美辛
    E. 纳洛酮

39. 解救阿片类镇痛药急性中毒的药物是
40. 镇痛效价为吗啡的1/10，代替吗啡使用的药物是
41. 镇痛效价强度为吗啡的1/3，但成瘾性很低的药物是
42. 镇痛强度与吗啡相近，但成瘾性发生慢，戒断症状

相对较轻的药物是

（四）X型题

43. 吗啡禁用于
    A. 哺乳期妇女   B. 颅内压升高的患者
    C. 肝功能严重损害者   D. 支气管哮喘患者
    E. 肺源性心脏病患者

44. 可引起直立性低血压的药物有
    A. 吗啡   B. 喷他佐辛
    C. 罗通定   D. 氯丙嗪
    E. 哌替啶

45. 下列药物中属μ受体激动剂的是
    A. 哌替啶   B. 可待因
    C. 纳曲酮   D. 纳洛酮
    E. 烯丙吗啡

46. 吗啡镇痛作用是由于
    A. 激动μ受体   B. 阻断μ受体
    C. 激动δ受体   D. 阻断δ受体
    E. 激动κ受体

47. 哌替啶药理作用的特点是
    A. 镇痛作用弱于吗啡   B. 无止泻作用
    C. 镇咳作用弱   D. 成瘾性比吗啡小
    E. 无对抗催产素对子宫的兴奋作用

48. 纳洛酮的主要作用与用途是
    A. 诊断阿片类成瘾
    B. 解救阿片类急性中毒
    C. 迅速翻转吗啡的作用
    D. 研究镇痛药的工具药
    E. 诱导阿片类成瘾者的戒断症状

49. 吗啡和哌替啶治疗心源性哮喘的机制是
    A. 减轻心脏负担   B. 抑制呼吸中枢
    C. 消除焦虑恐惧   D. 扩张支气管平滑肌
    E. 增加心脏做功能力

50. 下列药物中能激动κ受体而阻断μ受体的阿片受体部分激动药是
    A. 美沙酮   B. 喷他佐辛
    C. 布托啡诺   D. 丁丙诺啡
    E. 纳布啡

二、问答题

1. 试述吗啡和哌替啶在药理作用、临床应用上的异同。
2. 吗啡为什么能治疗心源性哮喘，而禁用于支气管哮喘？
3. 为什么吗啡用于治疗胆绞痛时需合用阿托品？
4. 试述吗啡的临床应用及其药理学基础。

三、病案分析题

患者，男，65岁，主诉因肝区间歇性胀痛1年，近2个月，疼痛加剧，伴有发热、乏力、消瘦、黄疸，到医院就诊，经检查诊断为肝癌晚期，发现有胸腔积

液，腹部淋巴结肿大，在肺部发现肺转移瘤，建议采用化疗或放疗进行治疗。由于患者肝区疼痛难忍，使用镇痛药（如吗啡）等进行镇痛辅助治疗，以提高患者生活质量。

问题：

1. 对于患者的疼痛，使用吗啡治疗合理吗？吗啡还有哪些临床应用？

2. 吗啡的镇痛机制是什么？除吗啡外，还可以使用什么药物来缓解此疼痛？

3. 吗啡最严重的不良反应是什么？一旦出现，如何处理？

（杨建宇）

第十七章　解热镇痛抗炎药

══ 大纲要求 ══

一、掌握

掌握阿司匹林的药理作用、作用机制、药动学特点、临床应用及不良反应。

二、熟悉

熟悉解热镇痛抗炎药的分类和各类常用药物的药理作用特点。

══ 复习思考题 ══

一、选择题

（一）A1型题

1. 解热镇痛抗炎药的共同作用机制是
   - A. 抑制PLA
   - B. 抑制COX
   - C. 抑制TAX生成
   - D. 抑制cAMP
   - E. 促进PG生成

2. 解热镇痛抗炎药降温作用特点是
   - A. 使发热患者体温降到正常以下
   - B. 使正常人体温降到正常以下
   - C. 必须配合物理降温才能使体温下降
   - D. 使正常人体温改变
   - E. 使发热患者体温下降到正常

3. 小剂量的阿司匹林用于预防血栓形成的机制是
   - A. 促进血管内皮 TAX_2 的生成
   - B. 抑制凝血酶原
   - C. 促进血小板 PGI_2 的合成
   - D. 抑制血小板 TAX_2 的合成
   - E. 抑制血管内皮 PGI_2 的合成

4. 下列哪个是最强的PG合成酶抑制剂
   - A. 阿司匹林
   - B. 吲哚美辛
   - C. 对乙酰氨基酚
   - D. 布洛芬
   - E. 保泰松

5. 大剂量乙酰水杨酸在临床上主要用于
   - A. 预防脑血栓
   - B. 预防心肌梗死
   - C. 慢性神经痛
   - D. 风湿性关节炎
   - E. 胃溃疡

6. 下列药物对风湿性关节炎无效的是
   - A. 布洛芬
   - B. 阿司匹林
   - C. 塞来昔布
   - D. 保泰松
   - E. 对乙酰氨基酚

7. 解热镇痛抗炎药产生镇痛作用的主要部位
   - A. 外周痛觉感受器
   - B. 丘脑内侧
   - C. 大脑皮质
   - D. 痛觉传入神经
   - E. 脑干网状结构

8. 关于解热镇痛抗炎药的叙述，以下哪项是正确的
   - A. 可以对抗所有炎症反应
   - B. 对各种疼痛都有效
   - C. 镇痛作用部位在中枢
   - D. 抑制缓激肽的生物合成
   - E. 抗炎作用与抑制PG合成有关

9. 下列可以用于预防阿司匹林引起的凝血障碍的药物是
   - A. 维生素C
   - B. 维生素 B_6
   - C. 维生素K
   - D. 维生素D
   - E. 维生素E

10. 对水杨酸盐引起的急性中毒，正确的处置是
    - A. 静脉滴注KCl
    - B. 口服抗过敏药
    - C. 静脉注射肾上腺素
    - D. 静脉滴注 $NaHCO_3$
    - E. 口服抗酸药

11. 下列关于阿司匹林的叙述不正确的是
    - A. 口服大部分在小肠吸收
    - B. 吸收后被代谢为水杨酸，$t_{1/2}$ 为15min
    - C. 游离药物血药浓度高
    - D. 代谢方式与剂量有关
    - E. 尿液pH会影响药物的排泄

12. 以下关于COX-2选择性抑制剂的叙述哪一个是正确的
    - A. COX-2抑制剂比传统的非甾体抗炎药表现出更强的镇痛活性
    - B. COX-2抑制剂降低血小板功能
    - C. COX-2抑制剂不影响肾脏
    - D. COX-2抑制剂表现出类似于传统的非甾体抗炎药的抗炎活性
    - E. COX-2抑制剂对心脏有保护作用

13. 关于阿司匹林哮喘的叙述，下列正确的是哪一项

A. 服用阿司匹林后诱发的哮喘

B. 是一种以抗原-抗体反应为基础的过敏反应

C. 哮喘与阿司匹林抑制PG生成无关

D. 花生四烯酸生成白三烯增多而诱发哮喘

E. 可用肾上腺素对抗哮喘症状

14. 下列属于选择性COX-2抑制剂的是

    A. 布洛芬　　　　　　B. 尼美舒利

    C. 对乙酰氨基酚　　　D. 双氯芬酸

    E. 吲哚美辛

15. NSAIDs常用于缓解下列哪种疼痛

    A. 癌症疼痛　　　　　B. 术后疼痛

    C. 心绞痛　　　　　　D. 胃肠痉挛性疼痛

    E. 牙痛、神经痛、痛经

16. 抗炎作用强但不良反应多,可用于癌性发热或其他不易控制的发热的药物是

    A. 保泰松　　　　　　B. 尼美舒利

    C. 吲哚美辛　　　　　D. 双氯芬酸

    E. 对乙酰氨基酚

17. 不同于非选择性COX抑制剂,选择性COX-2抑制剂较容易出现的不良反应是

    A. 胃出血　　　　　　B. 心肌梗死

    C. 高脂血症　　　　　D. 高尿酸血症

    E. 肾损害

18. 癫痫患者禁用的解热镇痛抗炎药是

    A. 吲哚美辛　　　　　B. 阿司匹林

    C. 布洛芬　　　　　　D. 对乙酰氨基酚

    E. 罗非昔布

19. 下列哪一个不是阿司匹林引起的不良反应

    A. 过敏反应　　　　　B. 水杨酸反应

    C. 心源性哮喘　　　　D. 胃溃疡

    E. 瑞夷综合征

20. 解热镇痛药的解热作用机制是

    A. 减少中枢PG的合成,增加散热过程

    B. 直接作用于体温调节中枢,减少产热过程

    C. 抑制下丘脑体温调节中枢而降低体温

    D. 兴奋外周M受体,增加排汗而降低体温

    E. 抑制病原体产生内毒素,稳定溶酶体膜

(二)A2型题

21. 患者,女,20岁。2周前患急性扁桃体炎,其间突然出现窦性心动过速、心搏微弱,心间区有杂音,血样检查有链球菌感染,确诊为急性风湿热。除选择用青霉素控制感染外,还应选用哪个药物治疗

    A. 对乙酰氨基酸　　B. 阿司匹林　　C. 保泰松

    D. 美洛昔康　　　　E. 阿托品

22. 患者,男,32岁。患风湿性关节炎4年,因感冒,医生为该患者开处方醋酸泼尼松片、阿司匹林片,该处方最易引起的不良反应为

    A. 诱发加重感染　　　B. 诱发高血压

    C. 诱发加重溃疡　　　D. 诱发糖尿病

    E. 诱发高脂血症

23. 患者,男,68岁。患者既往有10年高血压病史。近期因"无明显诱因出现讲话口齿不清伴左侧肢体无力及阵发性头晕"入院,查体:BP150/80mmHg。头颅CT显示:右侧基底核区腔隙性梗死,诊断为"脑循环缺血,短暂性脑缺血发作"。入院后予奥扎格雷钠、阿司匹林、降压药物支持治疗。其中使用阿司匹林的主要目的是

    A. 增加侧支循环的恢复

    B. 预防栓塞复发

    C. 增加缺血区再灌注

    D. 营养脑神经细胞

    E. 抑制局部动脉血管痉挛

24. 患者,男,17岁。患者因发热、咳嗽到当地医院就诊,给予尼美舒利及其他药物对症处理。3天后行扁桃体切除手术,术后第2天出现阵发性抽搐伴意识丧失。体格检查发现巩膜明显黄染、皮肤轻度黄染,患者昏睡,脑神经反应阴性,四肢肌张力可,双踝阵挛。氨基转移酶检测为正常值8倍。诊断推测为解热镇痛药引起的哪一种严重不良反应

    A. 水杨酸反应　　　　B. 阿司匹林哮喘

    C. 胃肠道溃疡　　　　D. 瑞夷综合征

    E. 凝血障碍

25. 患者,女,43岁。患者主诉头痛、腹痛入院。入院前曾服用阿司匹林等药物。查体:意识模糊,血压114/68mmHg,呼吸24次/分,两肺底可闻及吸气末捻发音。X线示心影大小正常,两肺底呈间质性浸润。实验室检查:$PaO_2$68mmHg,$PaCO_2$14.6mmHg,pH 7.36,血清水杨酸盐达97mg/dl。诊断为水杨酸盐中毒。立即给予透析、输血和利尿治疗。3h内输入5%葡萄糖溶液3000ml(其中加有碳酸氢钠和呋塞米)。使用碳酸氢钠的主要目的是

    A. 碱化尿液,加速阿司匹林的排泄

    B. 促进凝血酶的形成,对抗水杨酸类药的凝血障碍

    C. 保护患者的肝肾功能

    D. 减轻酸对胃肠的刺激,减轻胃肠症状

    E. 减轻中枢神经系统症状

26. 患者,男,74岁。中度高血压,每日一次服用氢氯噻嗪12.5mg,氯沙坦50mg。为了控制骨关节炎疼痛,医生给他开了罗非昔布(每天50mg服用)。治疗3个月后,他的血压开始上升。这种血压升高很可能是由于

    A. 罗非昔布诱导肝药酶导致氯沙坦代谢增加

    B. 罗非昔布抑制COX-2,导致肾血流减少

C. 罗非昔布引起肾血流量增加导致氢氯噻嗪排泄增加

D. 罗非昔布降低基础代谢率的能力导致体重增加

E. 罗非昔布抑制COX-1引起的外周循环小动脉收缩

27. 患儿，女，8岁。患儿因疑似病毒感染出现发热和肌肉疼痛。下列哪一种药物最适合治疗她的症状

　　A. 对乙酰氨基酚　　　　B. 阿司匹林

　　C. 吲哚美辛　　　　　　D. 可待因

　　E. 塞来昔布

28. 患者，男，70岁。患者最近双手关节肿痛，医生想用NSAIDs开始治疗。考虑到患者有溃疡病史，下列哪一种药物与非甾体抗炎药合用可以降低引发患者溃疡的风险

　　A. 别嘌醇　　　　　　　B. 秋水仙碱

　　C. 米索前列醇　　　　　D. 丙磺舒

　　E. 碳酸氢钠

29. 患儿，女，8岁。患儿因感冒发热就诊，体温38.8℃，予以泰诺林（对乙酰氨基酚混悬液）8ml口服。医嘱交代：若持续发热，可间隔4～6h重复用药一次，24h不超过4次，用药剂量应严格按照规定使用，不得过量使用。对乙酰氨基酚使用间隔不宜过短、剂量不能过大，是因为

　　A. 可能会掩盖病情而影响疾病诊断

　　B. 损伤胃肠黏膜引起胃溃疡

　　C. 引起外周血管扩张、皮肤过度出汗，以致脱水

　　D. 引发过敏、哮喘等不良反应

　　E. 可能导致急性肝功能坏死

30. 患者，女，19岁。患者因呼吸频率增加并伴有明显的呼吸窘迫到医院就诊。检查可以听到胸部两侧的喘息声，鼻腔检查显示黏膜水肿，右侧有息肉。可以观察到眼睛周围及上唇有明显肿胀，提示血管性水肿。指尖略带青色。患者呼气流速峰值为正常值的25%。需要由氧气面罩供氧。当医生进一步询问时，患者说她曾服用布洛芬来治疗经痛。产生这些不适症状的原因有可能是

　　A. 布洛芬过量导致中毒

　　B. 布洛芬引起急性肝损伤

　　C. 布洛芬抑制凝血酶原的生成

　　D. 布洛芬抑制COX，增加白三烯的生成

　　E. 布洛芬抑制呼吸中枢

（三）B1型题

（31～34题共用备选答案）

　　A. 对乙酰氨基酚　　　　B. 阿司匹林

　　C. 保泰松　　　　　　　D. 吲哚美辛

　　E. 布洛芬

31. 常用于预防血栓形成的药物是

32. 抗炎抗风湿作用强而解热镇痛作用弱的药物是

33. 解热镇痛作用强而无抗炎抗风湿作用的药物是

34. 无明显水杨酸反应的药物是

（35～38题共用备选答案）

　　A. 糖皮质激素　　　　　B. 呋塞米

　　C. 磺酰脲类　　　　　　D. 双香豆素

　　E. 普鲁卡因

35. 与阿司匹林合用会导致严重出血的药物是

36. 与阿司匹林合用会引起低血糖的药物是

37. 与阿司匹林合用容易诱发溃疡的药物是

38. 与阿司匹林合用会导致排泄减慢的药物是

（39～42题共用备选答案）

　　A. 急性中毒性肝坏死　　B. 再生障碍性贫血

　　C. 凝血障碍　　　　　　D. 诱发癫痫

　　E. 诱发心脏病

39. 对乙酰氨基酚容易引起的严重不良反应是

40. 保泰松容易引起的严重不良反应是

41. 阿司匹林容易引起的严重不良反应是

42. 塞来昔布容易引起的严重不良反应是

（四）X型题

43. 下列情况需要禁用阿司匹林的是

　　A. 维生素K缺乏症　　　B. 支气管哮喘

　　C. 胃溃疡　　　　　　　D. 甲状腺功能亢进

　　E. 低凝血酶原

44. 对乙酰氨基酚的药理作用包括

　　A. 抗炎抗风湿　　　　　B. 预防血栓疾病

　　C. 解热　　　　　　　　D. 促进尿酸排出

　　E. 镇痛

45. 下列能减少阿司匹林胃肠道反应的措施包括

　　A. 服用肠溶片　　　　　B. 同服抗酸药

　　C. 饭后服药　　　　　　D. 多饮水

　　E. 同服外源性PG

46. 阿司匹林由于抑制PG合成酶产生的不良反应包括

　　A. 抑制血小板聚集，加重出血

　　B. 水杨酸反应

　　C. 引起胃溃疡、胃出血

　　D. 阿司匹林哮喘

　　E. 损害肾功能

47. 由于使用阿司匹林或其他解热镇痛药引发的"阿司匹林哮喘"可选用下列哪些药物治疗

　　A. 沙丁胺醇　　　　　　B. 肾上腺素

　　C. 倍氯米松　　　　　　D. 孟鲁司特

　　E. 氯苯那敏

48. 下列关于对乙酰氨基酚的叙述，正确的是

　　A. 解热作用强，抗炎作用弱

　　B. 可明显延长凝血时间

　　C. 对脑内COX选择性较高

　　D. 不可以用于消化性溃疡的患者

　　E. 首选用于儿童因病毒感染引起的发热、头痛

49. 阿司匹林引起的水杨酸反应不包括
    A. 头痛、眩晕　　　B. 呼吸困难
    C. 耳鸣、视听力减退　D. 心力衰竭
    E. 高热、脱水

50. 下列关于解热镇痛抗炎药镇痛作用的叙述，不正确的是
    A. 抑制中枢阿片受体
    B. 减少花生四烯酸的合成和释放
    C. 抑制外周前列腺素的合成
    D. 可以减少缓激肽的致痛作用
    E. 对慢性钝痛效果好

51. 阿司匹林预防血栓形成的机制不包括
    A. 减少血小板数量
    B. 激活凝血酶原
    C. 拮抗维生素K的作用
    D. 抑制血管内皮的血栓素合成酶
    E. 抑制血小板内COX，减少TXA_2的合成

52. 下列关于保泰松的叙述，正确的是
    A. 解热镇痛作用弱，抗炎、抗风湿作用强
    B. 临床上首选用于治疗风湿性关节炎
    C. 口服吸收快，体内消除速度慢
    D. 长期应用会导致骨髓抑制
    E. 不良反应多且严重

二、简答题

简述阿司匹林的药动学特点。

三、病案分析题

1. 患者，男，64岁。因"反复胸痛、胸闷"入院。患者于3天前反复胸痛、胸闷发作，运动后较明显，胸痛位于心前区及胸骨后，性质为隐痛，范围约手掌大小；每次胸痛发作持续数分钟，无放射痛，可自行缓解。10h前患者自觉胸痛发作较之前严重，持续不缓解，无大汗淋漓、晕厥、气促、呼吸困难、咯血等情况。患者既往有高血压病史8年，服用尼群地平控制血压。否认有"肝炎、结核、伤寒"等传染病史，无家族性遗传病史。有长年吸烟习惯，偶尔饮酒。

体格检查：体温36.5 ℃，P65次/分，R20次/分，BP 140/95mmHg；双肺呼吸音粗，未闻及干湿啰音，心前区无隆起，节律齐，心音低钝，各瓣膜听诊区未闻及杂音，双下肢无水肿。

心电图显示：窦性心律，$V_1 \sim V_2$导联ST段抬高。

诊断：①冠状动脉粥样硬化性心脏病；②急性前间壁ST段抬高型心肌梗死；③心功能I级。

药物治疗：阿司匹林300mg嚼服；氯吡格雷600mg嚼服；依那普利5mg；美托洛尔12.5mg；阿托伐他汀钙片40mg。

问题：
（1）简述阿司匹林的药理作用和机制。
（2）阿司匹林的临床应用有哪些？
（3）在溶栓治疗中使用阿司匹林的目的是什么？其作用机制是什么？

2. 患者，女，59岁。患者有长期湿疹病史和酗酒习惯。近期因骨关节炎引起髋关节和膝关节疼痛到医院就诊。医生给予布洛芬（每次200mg，每天3次）进行治疗。在随后6个月的治疗过程中，随着疼痛的加剧，患者增加了药物剂量至每次600mg，每天4次。

问题：
（1）此患者在大剂量使用布洛芬后最有可能引起哪种不良反应？
（2）可以采取哪些措施防治？

（马文婕）

第十八章　作用于心血管离子通道的药物

——钙通道阻滞药

大纲要求

一、掌握
1. 钙通道阻滞药的药理作用和临床应用。
2. 硝苯地平、维拉帕米、地尔硫草的特点及应用。

二、熟悉
氨氯地平的特点及应用。

三、了解
1. 钙通道阻滞药的分类及不良反应。
2. 其他钙通道阻滞药：尼莫地平、氟桂利嗪的作用特点及应用。

复习思考题

一、选择题

（一）A1型题

1. 钙通道阻滞药可
   A. 加快心率
   B. 加快传导
   C. 减弱心肌收缩力
   D. 收缩血管
   E. 促进血小板聚集

2. 钙通道阻滞药禁用于
   A. 高血压
   B. 心绞痛
   C. 室性期前收缩
   D. 心搏骤停
   E. 心肌梗死

3. 下列何种心律失常使用维拉帕米效果较好
   A. 房室传导阻滞
   B. 阵发性室上性心动过速
   C. 强心苷中毒所致的二联律
   D. 心室扑动
   E. 室性心动过速

4. 变异型心绞痛最好选用
   A. 硝苯地平
   B. 地尔硫草
   C. 维拉帕米
   D. 尼莫地平
   E. 尼群地平

5. 下列何药可用于充血性心力衰竭防止或逆转心肌肥厚的钙通道阻滞药
   A. 维拉帕米
   B. 地尔硫草
   C. 硝苯地平
   D. 氨氯地平
   E. 加洛帕米

6. 硝苯地平药理作用描述正确的是
   A. 对血管作用比心脏弱
   B. 可明显扩张冠状动脉
   C. 直接兴奋心脏
   D. 静脉给药可引起反射性交感神经兴奋
   E. 扩张静脉作用比动脉强

7. 下列哪一类药物与失活态钙通道蛋白相结合，阻碍失活态通道恢复，减少 Ca^{2+} 内流
   A. 二氢吡啶类
   B. 苯并噻氮草类
   C. 苯烷胺类
   D. α 受体阻断药
   E. β 受体阻断药

8. 伴有快速型心律失常者适宜选用下列何药
   A. 硝苯地平
   B. 维拉帕米
   C. 尼莫地平
   D. 氨氯地平
   E. 尼卡地平

9. 硝苯地平的主要不良反应是
   A. 心肌收缩力减弱
   B. 心率减慢
   C. 脚踝水肿
   D. 房室传导阻滞
   E. 心排血量减少

10. 适用于治疗脑血管缺血性疾病的药物是
    A. 硝苯地平
    B. 氨氯地平
    C. 维拉帕米
    D. 尼莫地平
    E. 地尔硫草

（二）A2型题

11. 患者，男，50岁，近日突感头痛、恶心、呕吐，伴

有明显颈部僵直，入院检查显示有颅内压增高，治疗中需考虑防治脑血管痉挛，可选用下列何药

    A. 维拉帕米   B. 硝苯地平

    C. 氟桂嗪   D. 尼群地平

    E. 地尔硫革

12. 患者，男，30岁，某企业高管，长期熬夜，近日感觉全身无力、心慌、头晕，医院就诊做ECG检查显示心率180次/分，QRS波呈室上型，后无P波，诊断为室上性心动过速。可考虑下列何药治疗

    A. 硝苯地平   B. 氨氯地平

    C. 普萘洛尔   D. 维拉帕米

    E. 地尔硫革

13. 患者，女，20岁，南方人，哈尔滨某大学二年级学生，冬季受寒后常出现手指突然变白、麻木、局部冰凉、有刺痛感，温热后减缓。诊断为雷诺综合征，可用下列何药治疗

    A. 阿托品   B. 维拉帕米

    C. 硝苯地平   D. 地尔硫革

    E. 普萘洛尔

14. 患者，女，80岁，偶有血糖升高，自述记忆力不好，总忘事，近来感觉头痛、眼花，手脚冰凉，腿脚无力。就诊检查血压165/120mmHg，心率60次/分，律齐，下列何药适合选用

    A. 普萘洛尔   B. 维拉帕米

    C. 氨氯地平   D. 硝苯地平

    E. 地尔硫革

15. 患者，男，70岁，吸烟、嗜酒，高血压15年，近1周明显感觉头痛、头晕，偶有肢体麻木，可考虑选用下列何药降低血压

    A. 尼莫地平   B. 普萘洛尔

    C. 硝苯地平   D. 维拉帕米

    E. 地尔硫革

（三）B1型题

（16~18题共用备选答案）

    A. 尼群地平   B. 尼莫地平

    C. 硝苯地平   D. 维拉帕米

    E. 地尔硫革

16. 抑制心脏作用最强的药物是

17. 松弛血管平滑肌作用最强的药物是

18. 具有明显频率依赖性的药物是

（19、20题共用备选答案）

    A. 尼莫地平   B. 硝苯地平

    C. 维拉帕米   D. 氨氯地平

    E. 尼群地平

19. 对心脏负性频率最小的药物是

20. 治疗折返激动引起的阵发性室上性心动过速首选

（四）X型题

21. 使用硝苯地平可能出现

    A. 面红、头痛   B. 心率加快

    C. 血压下降   D. 踝部水肿

    E. 心肌收缩力减弱

22. 变异型心绞痛可选用

    A. 硝酸甘油   B. 普萘洛尔

    C. 硝苯地平   D. 维拉帕米

    E. 地尔硫革

23. 钙通道阻滞药适用于

    A. 室上性心动过速   B. 高血压

    C. 心绞痛   D. 缺血性脑血管病

    E. 支气管哮喘

24. 钙通道阻滞药具有下列哪些药理作用

    A. 舒张动脉   B. 松弛胃肠道平滑肌

    C. 抗动脉粥样硬化   D. 抑制血小板聚集

    E. 排钠利尿

25. 钙通道阻滞药禁用于下列哪些疾病

    A. 重度房室传导阻滞 B. 支气管哮喘

    C. 高血压   D. 严重心力衰竭

    E. 外周血管痉挛性疾病

二、简答题

简述钙通道阻滞药常见不良反应与禁忌证。

三、病案分析题

患者，女，50岁。因头痛、头晕加重入院。既往有高血压3年，否认缺血性心脏病、肝、肾病等病史。平时间断服用降压药，血压波动在（150~160）/（100~120）mmHg，近1周内未服用任何药物，体检：神志清楚，双侧瞳孔等大等圆，血压（160~180）/（110~120）mmHg，心率70次/分，律齐，未闻及杂音，双肺呼吸音清晰，未闻及啰音，肝脾肋下未触及，双下肢无水肿。查眼底动脉光反射强，动静脉有交叉压迫征。X线胸片显示左心室扩大，心电图示左心室肥厚。临床诊断：高血压2级。给予硝苯地平10mg，口服，2h后，患者突发心前区剧烈疼痛，伴心悸，血压150/110mmHg，心电图显示窦性心律，心率94次/分，P-R间期0.16s，ST段Ⅰ、V5、V6下降0.2~0.4mV，aVR上升0.2mV，T波Ⅰ、Ⅱ、V5、V6倒置，初步考虑硝苯地平引发不良反应。

问题：

1. 分析硝苯地平的药理作用。

2. 简述硝苯地平的临床应用。

3. 解释硝苯地平可能引起的不良反应。

（龙 榕）

第十九章　抗心律失常药物

══ 大纲要求 ══

一、掌握

抗心律失常药物的分类及代表药。

二、熟悉

普鲁卡因胺、普罗帕酮、维拉帕米、地尔硫草、普萘洛尔、美托洛尔、拉贝罗尔的作用特点、适应证、不良反应。

三、了解

快速型抗心律失常的药物选用。

●○ 复习思考题 ○●

一、选择题

（一）A1型题

1.下列哪项不属于抗心律失常药物的基本作用机制
　　A.降低异位节律点自律性
　　B.减慢或加快传导取消折返
　　C.缩短有效不应期
　　D.抑制后除极和触发活动
　　E.延长或相对延长ERP而取消折返

2.下列哪项是奎尼丁取消折返的机制
　　A.减弱膜反应性，延长ERP
　　B.增加膜反应性，延长ERP
　　C.缩短ERP，减弱膜反应性
　　D.缩短ERP，增加膜反应性
　　E.缩短APD和ERP

3.奎尼丁对下列哪种病症无效
　　A.心房扑动　　　　B.心房颤动
　　C.窦性心动过速　　D.频发室上性期前收缩
　　E.室性期前收缩

4.久用可引起红斑狼疮样综合征的药物是
　　A.奎尼丁　　　　　B.普鲁卡因胺
　　C.利多卡因　　　　D.普萘洛尔
　　E.胺碘酮

5.普鲁卡因胺主要用于治疗下列何种病症
　　A.室性心动过速　　B.室上性心动过缓
　　C.心房扑动　　　　D.心房颤动
　　E.以上都可以

6.下列哪项病症不可以用利多卡因治疗
　　A.室性早搏　　　　B.室性纤颤
　　C.室上性心动过速　D.心肌梗死导致的室性早搏
　　E.强心苷中毒导致的室性心动过速

7.下列哪项是胺碘酮的作用
　　A.收缩血管　　　　B.促进钾离子外流
　　C.激动α受体　　　D.延长心肌动作电位时程
　　E.缩短Q-T间期

8.苯妥英钠主要适用于
　　A.心房扑动　　　　B.房性早搏
　　C.心房纤颤　　　　D.强心苷中毒引起的心律失常
　　E.心动过缓

9.控制心肌梗死所致的心律失常，下列哪项可首先考虑
　　A.利多卡因静脉推注并连续滴注
　　B.普萘洛尔口服
　　C.维拉帕米肌内注射
　　D.奎尼丁静脉注射
　　E.普鲁卡因胺口服

10.下列哪项不是普罗帕酮的特点
　　A.久用导致金鸡纳反应
　　B.首过消除明显
　　C.具有膜稳定作用
　　D.抑制心肌细胞钠通道
　　E.可引起心动过缓

（二）A2型题

11.患者，女，35岁，生育二孩半年，近日出现心慌气短，心电图显示阵发性室性心动过速，可考虑下列何种抗心律失常药
　　A.维拉帕米　　　　B.普萘洛尔
　　C.利多卡因　　　　D.苯妥英钠
　　E.奎尼丁

12.患者，男，50岁，近日心慌、胸闷就诊入院，心电图显示频发性室性期前收缩，宜选用下列何种抗心

律失常药物
A. 胺碘酮　　　　　B. 美西律
C. 奎尼丁　　　　　D. 普萘洛尔
E. 普罗帕酮

13. 患者，男，46岁，自感阵阵心慌，临床心电图诊断为阵发性室上性心动过速，可考虑首选用药是
A. 阿托品　　　　　B. 普罗帕酮
C. 利多卡因　　　　D. 奎尼丁
E. 维拉帕米

14. 患者，女，50岁，农民，高血压病史5年，近日干农活后明显感到心慌气短，就诊入院，临床诊断为高血压合并心力衰竭，给予毛花苷丙治疗后出现频发的快速性心律失常。可考虑选用下列何药为佳
A. 奎尼丁　　　　　B. 利多卡因
C. 普罗帕酮　　　　D. 胺碘酮
E. 阿托品

15. 患者，男，40岁，因心慌明显就诊入院。患者自述有支气管哮喘病史20年，临床诊断有阵发性室上性心动过速，首选治疗药物考虑
A. 普萘洛尔　　　　B. 利多卡因
C. 美西律　　　　　D. 腺苷
E. 维拉帕米

（三）B1型题
（16～18题共用备选答案）
A. 苯妥英钠　　　　B. 利多卡因
C. 普罗帕酮　　　　D. 胺碘酮
E. 维拉帕米

16. 治疗强心苷中毒引起的室性心律失常最好选用
17. 可以引起角膜微粒沉积、皮肤色素沉着的药物是
18. 阻滞钠离子内流，明显抑制传导，减慢传导作用超过延长有效不应期作用，易引起折返而导致心律失常的药物是

（19～21题共用备选答案）
A. 能抑制参与动作电位复极2期的少量钠离子内流，缩短或不影响浦肯野纤维和心室肌动作电位时程
B. 能抑制异位起搏和除极化组织的兴奋性和传导性，延长除极化组织的不应期
C. 有抗心律失常作用及抗癫痫作用
D. 能治疗窦性心动过缓
E. 能引起支气管痉挛

19. 利多卡因
20. 奎尼丁
21. 胺碘酮

（四）X型题
22. 抗心律失常药物的作用机制包括

A. 降低自律性
B. 减少后除极及触发活动
C. 改变ERP和APD减少折返
D. 改变膜反应性而改变传导速度
E. 均作用于细胞膜受体而改变离子通道开放

23. 治疗心律失常需慎用普罗帕酮，尤其不与其他抗心律失常药合用，因为
A. 药物作用微弱
B. 副作用多
C. 容易与其他药物发生相互作用
D. 抑制心脏
E. 有致心律失常作用

24. 普萘洛尔主要用于下列哪种病症
A. 室上性心动过速
B. 甲状腺功能亢进引起的心动过速
C. 控制心房扑动
D. 嗜铬细胞瘤引起的心动过速
E. 心动过缓

25. 主要用于治疗室上性心律失常的药物是
A. 维拉帕米　　　　B. 利多卡因
C. 普萘洛尔　　　　D. 苯妥英钠
E. 腺苷

26. 可能出现房室传导阻滞的抗心律失常药物有
A. 利多卡因　　　　B. 苯妥英钠
C. 普萘洛尔　　　　D. 维拉帕米
E. 胺碘酮

二、简答题
1. 简述利多卡因的抗心律失常作用和用途。
2. 简述普罗帕酮的应用和不良反应。

三、病案分析题
患者，女，65岁，因突发心慌、胸闷3天入院。查体：血压140/80mmHg，无发绀，神志清。双肺呼吸音清晰，心界无扩大，心率120次/分，节律不齐，心音强弱不等、快慢不一、各瓣膜区未闻及杂音，肝脾未触及。心电图显示有快速心房颤动节律，部分导联T波改变。既往无高血压病史及心脏病史。诊断：特发性心房颤动。给予口服胺碘酮，200mg/次，每天3次。5天后患者症状消失，心电图提示恢复至窦性心律，继续用药维持治疗，服药第8天，患者阵发性心慌、胸闷、头晕。心电监测发现心率46次/分，频发窦性停搏，考虑为胺碘酮引起心律失常，医嘱停药。
问题：
1. 胺碘酮治疗心房颤动的药理学依据是什么？
2. 胺碘酮的临床应用还有哪些？
3. 胺碘酮可能引起的不良反应有哪些？

（龙　榕）

第二十章　利尿药及脱水药

════ 大纲要求 ════

一、掌握

1. 利尿药的分类及作用特点。

2. 利尿药的临床应用及典型不良反应。

二、熟悉

1. 呋塞米、氢氯噻嗪、螺内酯、氨苯蝶啶的适应证。

2. 脱水药的特点及常用药物甘露醇的适应证。

三、了解

1. 布美他尼、乙酰唑胺的适应证。

2. 利尿药的相互作用。

●○ 复习思考题 ○●

一、选择题

（一）A1 型题

1. 糖尿病患者出现水肿，不适合下列何种药物

　A. 阿米洛利　　　　　B. 氨苯蝶啶

　C. 氢氯噻嗪　　　　　D. 螺内酯

　E. 乙酰唑胺

2. 下列哪项不属于噻嗪类利尿药的作用

　A. 利尿作用　　　　B. 拮抗醛固酮受体

　C. 抗利尿作用　　　D. 降血压作用

　E. 抑制碳酸酐酶活性

3. 可用于治疗尿崩症的利尿药是

　A. 氨苯蝶啶　　　　B. 螺内酯

　C. 呋塞米　　　　　D. 甘露醇

　E. 氢氯噻嗪

4. 噻嗪类利尿药主要的作用部位是

　A. 髓袢降支细段　　　B. 髓袢升支粗段

　C. 近曲小管　　　　　D. 远曲小管近端

　E. 集合管

5. 高钾血症患者禁用下列何药

　A. 呋塞米　　　　　B. 氢氯噻嗪

　C. 螺内酯　　　　　D. 甘露醇

　E. 吲达帕胺

6. 下列哪项是氨苯蝶啶的作用机制

　A. 在远曲小管拮抗醛固酮受体

　B. 抑制碳酸酐酶活性

　C. 在远曲小管和集合管抑制 NaCl 的重吸收

　D. 在近曲小管抑制钠离子重吸收

　E. 在髓袢升支细段抑制氯离子重吸收

7. 活动性颅内出血患者下列何药禁止使用

　A. 螺内酯　　　　　B. 氨苯蝶啶

　C. 呋塞米　　　　　D. 氢氯噻嗪

　E. 甘露醇

8. 下列何药可作用于髓袢升支粗段髓质部和皮质部

　A. 呋塞米　　　　　B. 螺内酯

　C. 氨苯蝶啶　　　　D. 氢氯噻嗪

　E. 甘露醇

9. 心功能不全患者呋塞米与强心苷合用可能出现室性期前收缩的原因是

　A. 低钠血症　　　　B. 低氯性碱中毒

　C. 低镁血症　　　　D. 低钾血症

　E. 高尿酸血症

10. 急性肺水肿选用下列何药

　A. 氢氯噻嗪　　　　B. 氨苯蝶啶

　C. 螺内酯　　　　　D. 呋塞米

　E. 环戊噻嗪

（二）A2 型题

11. 患者，女，风湿性心脏病伴心力衰竭，水肿明显，给予地高辛和氢氯噻嗪，1周后出现多源性室性期前收缩，原因可能是患者出现了

　A. 低钾血症　　　　B. 低钠血症

　C. 高钾血症　　　　D. 低钙血症

　E. 低氯血症

12. 患者，男，50岁，有嗜酒史，肝硬化5年。腹部B超显示腹腔积液，实验室检查：血钠140mmol/L，血钾6.3mmol/L，BUN 24mmol/L，血肌酐224μmmol/L。可给予下列何药治疗

A. 缓慢静脉注射10%葡萄糖酸钙溶液

B. 输入白蛋白

C. 控制体液入量

D. 给予螺内酯口服

E. 给予胰岛素

13. 患者，男，25岁，从上海出差到云南香格里拉，当天晚间先后出现心慌、头痛、呕吐、嗜睡。查体：血压160/90mmHg，心率90次/分钟。急诊入院，诊断为高原脑水肿，可用下列何药进行治疗

A. 静脉注射呋塞米　　B. 静脉注射肾上腺素

C. 静脉注射螺内酯　　D. 静脉注射硝苯地平

E. 静脉注射阿托品

14. 患者，男，50岁，高血压10年，多年来服用卡托普利。近日出现头晕、胸闷、头昏就诊。查体：血压160/95mmHg，心率80次/分钟。下列何药可以考虑联合卡托普利进行治疗

A. 呋塞米　　　　　　B. 螺内酯

C. 甘露醇　　　　　　D. 乙酰唑胺

E. 氢氯噻嗪

15. 患者，女，23岁，IT行业新进职工。因发热、咽痛2周，面部水肿，眼睑明显，腰痛就诊。体检：血压160/90mmHg。尿常规显示有蛋白（＋＋），红细胞满视野，少量白细胞。诊断：急性链球菌感染后肾炎。给予抗感染治疗、休息及饮食指导，还需要考虑下列何药配合治疗

A. 螺内酯　　　　　　B. 呋塞米

C. 氨苯蝶啶　　　　　D. 氢氯噻嗪

E. 硝苯地平

（三）B1型题

（16～18题共用备选答案）

A. 呋塞米　　B. 氢氯噻嗪　　C. 螺内酯

D. 甘露醇　　E. 氨苯蝶啶

16. 降低颅内压首选

17. 治疗急性肺水肿首选

18. 急性肾衰竭首选

（19～21题共用备选答案）

A. 抑制髓袢升支粗段皮质部钠离子、氯离子重吸收

B. 具有抑制集合管碳酸酐酶作用

C. 抑制远曲小管对钾离子的分泌

D. 竞争性拮抗醛固酮受体

E. 抑制髓袢升支粗段髓质部钠离子、氯离子的重吸收

19. 螺内酯

20. 氢氯噻嗪

21. 氨苯蝶啶

（四）X型题

22. 呋塞米不良反应包括

A. 听力下降　　　　　B. 高尿酸血症

C. 高钾血症　　　　　D. 低氯性碱中毒

E. 高钙血症

23. 下列哪些病症可考虑选用氢氯噻嗪

A. 痛风　　　　　　　B. 高血压

C. 尿崩症　　　　　　D. 心源性水肿

E. 高钙血症

24. 甘露醇的临床适应证包括

A. 高血压　　　　　　B. 青光眼

C. 脑水肿　　　　　　D. 高钾血症

E. 预防急性肾衰竭

25. 噻嗪类利尿药需要慎用的病症是

A. 糖尿病　　　　　　B. 痛风

C. 高钾血症　　　　　D. 低钙血症

E. 高脂血症

26. 螺内酯临床可用于治疗

A. 肝硬化水肿　　　　B. 急性肺水肿

C. 尿崩症　　　　　　D. 肾病综合征

E. 慢性心力衰竭

二、简答题

1. 简述噻嗪类利尿药的药理作用及临床应用。

2. 简述甘露醇的临床应用。

三、病案分析题

患者，女，55岁，汉族，退休工人，劳累后气促、胸闷3年，加重2天，夜间睡眠中憋醒，感觉呼吸困难，坐起后有所缓解。入院后查体：神志清楚、端坐呼吸、口唇发绀，颈静脉怒张，气管居中，甲状腺不大。听诊双肺呼吸音粗，可闻及湿啰音，HR130次/分，奔马律，第一心音低钝，心前区可闻及吹风样收缩期杂音，瓣膜区未闻及杂音。叩诊心界向左下扩大，腹部平软，肝肋下3cm，有轻压痛，脾未及。双下肢凹陷性水肿，中枢神经系统检查未见异常。心电图示窦性心律，HR105次/分，肢体和胸前各导联ST段均水平下移，提示心肌缺血，超声心动图显示左心房和左心室扩大。结合病史及超声心动图诊断为冠心病、充血性心力衰竭、心功能IV级。除使用强心苷、卡托普利、硝酸酯类药物进行治疗外，同时给予患者呋塞米、氢氯噻嗪治疗。1周后，患者呼吸困难缓解，下肢水肿消失。

问题：

1. 分析呋塞米及氢氯噻嗪在本案例中应用的意义。

2. 预测解释患者使用呋塞米及氢氯噻嗪后可能出现的不良反应。

3. 列出呋塞米及氢氯噻嗪的其他临床应用。

（龙　榕）

第二十一章 治疗慢性充血性心力衰竭的药物

===== 大纲要求 =====

一、掌握

1. 地高辛的药理作用、临床应用、不良反应及中毒救治。

2. 强心苷类药物正性肌力作用的特点和机制。

二、熟悉

1. 血管紧张素Ⅰ转化酶抑制药的抗充血性心力衰竭作用机制及应用。

2. 血管紧张素Ⅱ受体拮抗药的抗充血性心力衰竭作用机制及应用。

3. 充血性心力衰竭的心脏的病理生理改变及神经内分泌、信号转导等变化。

4. 强心苷的体内过程。

三、了解

1. 利尿药和β受体阻断药的抗充血性心力衰竭作用机制及应用。

2. 治疗充血性心力衰竭药物的分类。

3. 强心苷构效关系和给药方法。

4. 其他抗充血性心力衰竭药物。

●○ 复习思考题 ○●

一、选择题

（一）A1型题

1. 洋地黄治疗充血性心力衰竭的作用机制是

  A. 抑制心脏β_1受体

  B. 激动心脏磷酸二酯酶

  C. 抑制肾素释放

  D. 抑制肌浆网Ca^{2+}-ATP酶

  E. 抑制心肌细胞膜Na^+，K^+-ATP酶

2. 地高辛治疗慢性充血性心力衰竭的作用不包括

  A. 可以缓解心力衰竭症状

  B. 可以逆转心肌肥厚

  C. 可以降低患者住院率

  D. 不影响神经系统功能

  E. 可以提高患者运动耐受力

3. 强心苷最常见的不良反应是

  A. 骨髓抑制   B. 心脏毒性

  C. 胃肠道反应   D. 中枢系统反应

  E. 视觉障碍

4. 通过抑制血管紧张素转化酶治疗心功能不全的药物是

  A. 依那普利   B. 美托洛尔

  C. 氢氯噻嗪   D. 缬沙坦

  E. 米诺地尔

5. β受体阻断药可以用于治疗心力衰竭，其机制主要是

  A. 增加心肌收缩性   B. 阻断NA与受体结合

  C. 改善哮喘   D. 引起显著的利尿作用

  E. 加快心率

6. 强心苷引起的窦性心动过缓，可用下列哪种药治疗

  A. 苯妥英钠   B. 吗啡

  C. 氯化钾   D. 去甲肾上腺素

  E. 阿托品

7. 强心苷与下列哪个药物合用容易诱发心律失常

  A. 卡托普利   B. 卡维地洛

  C. 螺内酯   D. 氢氯噻嗪

  E. 厄贝沙坦

8. 强心苷引起心脏毒性反应中最早见的是

  A. 心房扑动   B. 心室纤颤

  C. 室性早搏   D. 房室传导阻滞

  E. 阵发性室上性心动过速

9. 下列哪个药物可以缓解心力衰竭时发生的代偿性心率加快和肾素释放

  A. 氨力农   B. 多巴酚丁胺

  C. 卡托普利   D. 美托洛尔

  E. 地高辛

10. 强心苷治疗慢性心功能不全的重要药理学基础

  A. 增强心脏自律性

B. 增加衰竭心脏心排血量而不增加心肌耗氧量

C. 增强房室结传导

D. 增加心排血量

E. 减慢心率

11. 强心苷能治疗心房扑动的原因是

  A. 降低心肌自律性

  B. 增强心肌收缩力

  C. 缩短心房有效不应期

  D. 抑制迷走神经

  E. 增强房室结传导

12. 下列关于肾素-血管紧张素-醛固酮系统抑制药的说法不正确的是

  A. ACEI通过减少Ang Ⅱ和醛固酮的合成，缓解心力衰竭症状

  B. RAAS高度激活的患者使用ACEI后容易出现"首剂现象"

  C. Ang Ⅱ受体拮抗药与ACEI相似的药理作用，可用于心力衰竭的治疗

  D. 长期应用ACEI会使交感神经活性增强

  E. ACEI可以逆转心肌和血管重构，改善心功能

13. 口服吸收后由于有肝肠循环，作用维持时间显著延长的强心苷类药物是

  A. 毒毛花苷K   B. 洋地黄毒苷

  C. 西地兰   D. 地高辛

  E. 肼屈嗪

14. 强心苷会使心肌细胞内产生的离子变化是

  A. Na^+升高，Ca^{2+}降低

  B. Na^+降低，Ca^{2+}升高

  C. Na^+降低，K^+升高

  D. K^+升高，Ca^{2+}降低

  E. K^+降低，Ca^{2+}升高

15. 下列不能用于治疗心源性哮喘的药物是

  A. 氨茶碱   B. 呋塞米

  C. 硝酸甘油   D. 异丙肾上腺素

  E. 毛花苷K

16. 强心苷对传导组织和心肌电生理特性的影响不包括

  A. 降低窦房结自律性

  B. 减慢房室传导

  C. 缩短心房有效不应期

  D. 降低浦肯野纤维自律性

  E. 缩短浦肯野纤维有效不应期

17. 不适合与β受体阻断药合用治疗慢性心力衰竭的药物是

  A. 地高辛   B. 维拉帕米

  C. 卡托普利   D. 氢氯噻嗪

  E. 氨氯地平

18. 强心苷不能用于治疗

  A. 心房扑动

  B. 室上性心动过速

  C. 慢性冠心病诱发的心力衰竭

  D. 心房颤动

  E. 室性心动过速

19. 发挥正性肌力和扩血管双重作用，能明显缓解心力衰竭症状的药物是

  A. 米力农   B. 多巴胺

  C. 福辛普利   D. 卡维地洛

  E. 地高辛

20. 关于磷酸二酯酶抑制药的作用，下列说法错误的是

  A. 扩张血管，降低外周阻力

  B. 增强心肌收缩力

  C. 可以降低心肌细胞内cAMP

  D. 容易引起心律失常

  E. 适合心力衰竭的短期治疗

（二）A2 型题

21. 患者，男，67岁。有冠心病、慢性心力衰竭病史。3个月前心力衰竭症状加重被确诊为心力衰竭D阶段，伴有水肿、水钠潴留等并发症，口服氢氯噻嗪、洋地黄等进行维持治疗。近2周出现严重厌食、恶心、呕吐等反应，入院心电图检测发现心室率为105次/分，频发室性期前收缩。患者立即停服洋地黄，静脉滴注10%氯化钾3g/d；此外，患者还需用下列哪个药进行抗心律失常治疗

  A. 阿托品   B. 苯妥英钠

  C. 硝酸甘油   D. 多巴胺

  E. 氢氯噻嗪

22. 患者，男，58岁。患者有心肌梗死病史，因急性心力衰竭伴肺水肿入院。下列哪一种药物对缓解患者目前的急性症状最有用

  A. 地高辛   B. 螺内酯

  C. 多巴酚丁胺   D. 呋塞米

  E. 米诺地尔

23. 患者，女，84岁。患者有10年以上心力衰竭病史，下列哪个药物对延长心力衰竭患者的生存期有意义

  A. 地尔硫䓬   B. 阿替洛尔

  C. 地高辛   D. 多巴酚丁胺

  E. 螺内酯

24. 患者，女，79岁。患者有6年高血压病史，近期因"阵发性房颤、心功能Ⅲ级"就诊。入院后给予呋塞米利尿、静脉补钾，之后口服美托洛尔、地高辛等维持治疗。其中地高辛不仅可以改善患者的心力衰竭症状，还可以控制房颤，其治疗房颤的机制是

  A. 降低窦房结自律性

B. 缩短心房有效不应期

C. 缩短心室有效不应期

D. 减慢房室结传导

E. 增强浦肯野纤维自律性

25. 患者，男，56岁。患者于入院前约3h服下了20多片地高辛（每片0.25mg）。急诊收治后查体显示，脉搏50～60次/分，心电图显示三级传导阻滞。血清K⁺正常。以下哪一种治疗药物对该患者最重要

A. 地高辛Fab抗体　　B. 钾盐

C. 胺碘酮　　　　　　D. 维拉帕米

E. 利多卡因

26. 患者，女，71岁。患者被诊断为心源性水肿，用地高辛和呋塞米治疗，半个月后患者出现室性期前收缩，其主要原因是

A. 低钙血症　　　　　B. 低钠血症

C. 低钾血症　　　　　D. 高钠血症

E. 高钾血症

27. 患者，男，52岁。患者有冠心病、Ⅱ度心功能不全。地高辛治疗2周后出现恶心、呕吐等症状。心电图显示P-P间期、P-R间期延长。患者应使用哪个药物进行抗心律失常治疗

A. 氯化钾　　　　　　B. 利多卡因

C. 胺碘酮　　　　　　D. 维拉帕米

E. 阿托品

28. 患者，女，70岁。患者因慢性心力衰竭规律服用地高辛。近期治疗支气管炎而服用克拉霉素（300mg/d），2天后出现恶心、呕吐、眩晕等药物中毒症状，其原因是

A. 克拉霉素降低了地高辛的肾脏清除率

B. 克拉霉素增加了地高辛在小肠的吸收量

C. 克拉霉素抑制了肠道菌群，减少了地高辛的降解

D. 克拉霉素与地高辛竞争血浆蛋白，导致地高辛血药浓度升高

E. 克拉霉素改变尿液pH，增加了地高辛的重吸收

29. 患者，男，78岁。有冠心病病史，左心室射血分数为31%。目前正在服用地高辛和依那普利。患者行走或用力就会出现呼吸短促等症状，安静时心率87次/分，BP 130/85mmHg。心脏检查无杂音，四肢无发绀或水肿。其余体格检查正常。根据患者目前症状，应选用下列哪个药物进行治疗

A. 螺内酯　　　　　　B. 西地兰

C. 美托洛尔　　　　　D. 氢氯噻嗪

E. 氨氯地平

30. 患者，女，52岁。患者被诊断为轻度心力衰竭，同时伴有左心室充盈量高。目前最适合此患者使用的药物是

A. 米力农　　　　　　B. 卡维地洛

C. 洋地黄　　　　　　D. 氢氯噻嗪

E. 多巴酚丁胺

（三）B1型题

（31～34题共用备选答案）

A. 毒毛花苷K　　　　B. 洋地黄毒苷

C. 螺内酯　　　　　　D. 呋塞米

E. 地高辛

31. 排钠利尿，能快速缓解水肿症状的抗心力衰竭药物是

32. 拮抗RAAS系统激活导致的醛固酮水平升高的药物是

33. 脂溶性高并且由于肝肠循环导致半衰期长达5～7天的药物是

34. 起效最快、半衰期短的强心苷类药物是

（35～38题共用备选答案）

A. 地高辛　　　　　　B. 硝酸甘油

C. 氯噻酮　　　　　　D. 维司力农

E. 雷米普利

35. 通过扩张血管，明显降低心脏前后负荷的药物是

36. 抑制血管紧张素转化酶，逆转心肌肥厚的药物是

37. 抑制Na⁺，K⁺-ATP酶产生正性肌力作用的药物是

38. 增加心肌细胞内cAMP产生正性肌力作用的药物是

（39～42题共用备选答案）

A. 抑制交感活性　　　B. 延长心房不应期

C. 抑制房室传导　　　D. 正性肌力作用

E. 增加肾血流量

39. 强心苷产生利尿作用相关的机制是

40. 强心苷治疗慢性心功能不全的药理学基础是

41. 强心苷治疗心房颤动的药理学基础是

42. 强心苷治疗心房扑动的药理学机制是

（四）X型题

43. 强心苷可以增加心力衰竭患者的心排血量是因为

A. 增加心肌收缩力

B. 反射性兴奋迷走神经

C. 反射性降低交感神经兴奋性

D. 降低外周血管阻力

E. 反射性兴奋交感神经

44. 下列哪些类型的心力衰竭不应选择强心苷治疗

A. 风湿性心脏病引起的心力衰竭

B. 二尖瓣膜狭窄引起的心力衰竭

C. 严重贫血引起的心力衰竭

D. 伴有心房颤动的心力衰竭

E. 心肌炎引发的心力衰竭

45. 强心苷中毒引起的室性心动过速，其治疗包括

A. 停用强心苷制剂　　B. 给予氯化钾

C. 使用苯妥英钠　　　D. 给予阿托品

E. 使用地高辛抗体Fab片段

46. 强心苷中毒的停药指征包括

A. 心率低于60次/分　B. 心室纤颤

C. 频发室性早搏 　　　D. 色视障碍

E. 房室传导阻滞

47. 下列药物具有正性肌力作用的是

A. 普萘洛尔 　　　　　B. 维拉帕米

C. 地高辛 　　　　　　D. 多巴胺

E. 米力农

48. 卡托普利对血流动力学的影响包括

A. 扩张冠状动脉，增加冠脉血流

B. 降低左心室充盈压及舒张末压，改善心舒张功能

C. 扩张外周血管，降低心脏后负荷

D. 减少水钠潴留，降低心脏前负荷

E. 扩张肾血管，增加肾血流

49. 强心苷兴奋迷走神经可以使心率减慢，对心力衰竭的治疗有哪些作用

A. 增加心排血量，改善外周系统缺血缺氧

B. 减少回心血量，降低心室容积

C. 增加冠脉血流量，改善心肌缺血缺氧

D. 延长舒张期，使心肌充分休息

E. 降低心肌耗氧量，改善心肌代谢

50. 下列药物中会使地高辛血药浓度升高的是

A. 维拉帕米 　　　　　B. 胺碘酮

C. 苯妥英钠 　　　　　D. 奎尼丁

E. 螺内酯

51. β受体阻断药适合用于下列哪些病因导致的心力衰竭

A. 肺源性心脏病 　　　B. 高血压心脏病

C. 活动性心肌炎 　　　D. 缺血性心脏病

E. 扩张型心肌病

52. 硝酸甘油等扩血管药治疗心功能不全的机制包括

A. 扩张静脉，减少回心血量，降低心脏前负荷

B. 减慢心率，降低心肌耗氧量

C. 扩张动脉，降低心脏后负荷，增加心排血量

D. 扩张冠脉，提高心室功能，解除心力衰竭症状

E. 降低左心室舒张末压，缓解肺部淤血，改善呼吸困难等症状

二、简答题

1. 简述哪些药物可以逆转慢性心功能不全时的心脏重构。

2. 试述强心苷影响慢性心力衰竭的心肌耗氧量的机制。

3. 简述血管扩张药治疗心力衰竭的作用机制。

4. 简述卡维地洛的药理作用。

三、病案分析题

1. 患者，男，68岁，反复胸闷气急伴水肿8年，加重2个月。既往无高血压及糖尿病等病史，8年前发病，病初即发现有明显心脏扩大、心室壁变薄伴整体收缩活动减弱。

体格检查：体温36.5℃，呼吸频率20次/分，血压90/60mmHg。慢性面容，气稍促，颈静脉怒张，甲状腺未触及肿大。两肺呼吸音粗，双下肺可闻及湿啰音。心尖搏动弥散，心界明显向左下扩大，心率70次/分，心律不齐，心尖部可闻及收缩期吹风样杂音，无传导。双下肢凹陷性水肿。

心电图检查显示：心房颤动，频发室性早搏；X线胸片检查示心影增大、肺淤血；心超检查示左心房左心室明显扩大变薄，伴整体收缩活动减弱，LVEF30%，二尖瓣中度反流，右心房扩大，中度肺动脉高压。

诊断：扩张型心肌病，持续性房颤，频发室性早搏，心功能NYHA Ⅲ级，心功能不全。

治疗：①对于存在体液潴留的患者应积极给予利尿处理，静脉给予托拉塞米，症状缓解后以最小有效剂量维持。②血管紧张素转换酶抑制剂（ACEI）、β受体阻滞剂和醛固酮受体拮抗剂能有效改善LVEF下降的慢性心力衰竭患者预后，故给予盐酸贝那普利10mg q. d. p. o.、卡维地洛10mg b. i. d p. o.、螺内酯20mg q. d. p. o.。③患者存在房颤现象，故有强心苷使用指征，给予地高辛0.125mg q. d. p. o.。④患者心功能NYHA Ⅲ级，LVEF30%，故有植入式心律除颤器（ICD）一级预防指征，建议患者安装。

问题：

（1）简述利尿药在心力衰竭治疗中的药理作用。

（2）简述ACEI治疗慢性心力衰竭的药理学基础。

（3）解释β受体阻断药治疗心力衰竭的药理作用机制。

（4）简要说明地高辛治疗房颤的药理学机制。

2. 患者，女，76岁。患者有多年糖尿病、高血压病史，并已经进行长期常规治疗。患者还有3次心肌梗死发作史，医生主要针对其冠心病和慢性心力衰竭进行治疗，治疗方案包括洋地黄、福辛普利、呋塞米、卡维地洛、螺内酯。

近期患者由于出现明显疲劳和呼吸短促入院检查，检查发现患者明显急性呼吸窘迫，呼吸频率24次/分，心率60次/分，血压110/60mmHg。心脏显示第三心音及心尖处高音伴收缩期杂音，诊断与二尖瓣反流一致。患者颈部静脉怒张，肺部啰音明显，腹部隆起伴有腹水流动，四肢凹陷性水肿。为缓解目前的症状，医生对患者选用短期高强度静脉注射多巴酚丁胺、氨力农进行治疗。

问题：

（1）简要说明多巴酚丁胺、米力农在治疗心力衰竭中的药理作用基础。

（2）简述多巴酚丁胺和米力农的主要不良反应及在心力衰竭中的应用。

（马文婕）

第二十二章　抗高血压药

===== 大纲要求 =====

一、掌握

1. 常用抗高血压药物的分类及代表药。
2. 各类一线抗高血压药物的作用特点、临床应用、不良反应及应用注意事项。
3. 抗高血压药物的合理应用原则。

二、熟悉

1. 血管紧张素 Ⅰ 转化酶抑制药及血管紧张素 Ⅱ 受体（AT_1）阻断药的降压机制。
2. α 受体阻断药的降压机制。

三、了解

1. 其他抗高血压药物的降压特点及应用。
2. 高血压的分类、诊断标准与危害、血压的调节机制与原发性高血压的发病原理。

====== ○○ 复习思考题 ○● ======

一、选择题

（一）A1 型题

1. 关于噻嗪类利尿药降压作用机制，描述错误的是
   A. 排钠利尿，使细胞外液和血容量减少
   B. 降低动脉壁细胞内钠离子的含量，使胞内钙离子量减少
   C. 降低血管平滑肌对血管收缩剂的反应性
   D. 诱导动脉壁产生扩血管物质
   E. 长期应用噻嗪类药物，可降低血浆肾素活性

2. 肾功能不全的高血压患者最好选用
   A. 利血平　　　　　　　B. 胍乙啶
   C. 甲基多巴　　　　　　D. 普萘洛尔
   E. 氢氯噻嗪

3. 下列药物中降低肾素活性最显著的是
   A. 氢氯噻嗪　　　　　　B. 肼屈嗪
   C. 可乐定　　　　　　　D. 普萘洛尔
   E. 依那普利

4. 肼屈嗪和下列哪种药物合用既可增加降压效果又可减轻心悸的不良反应
   A. 二氮嗪　　　　　　　B. 米诺地尔
   C. 哌唑嗪　　　　　　　D. 普萘洛尔
   E. 氢氯噻嗪

5. 高血压危象应选择哪种药物静脉快速注射
   A. 胍乙啶　　　　　　　B. 二氮嗪
   C. 氢氯噻嗪　　　　　　D. 硝普钠
   E. 美托洛尔

6. 高血压合并心绞痛患者，宜选用
   A. 硝苯地平　　　　　　B. 哌唑嗪
   C. 氢氯噻嗪　　　　　　D. 卡托普利
   E. 硝普钠

7. 能减轻或逆转心肌肥厚的药物是
   A. 哌唑嗪　　　　　　　B. 普萘洛尔
   C. 依那普利　　　　　　D. 氢氯噻嗪
   E. 可乐定

8. 关于普萘洛尔的临床应用，错误的是
   A. 高血压　　　　　　　B. 支气管哮喘
   C. 心绞痛　　　　　　　D. 甲亢
   E. 心律失常

9. 卡托普利的降压作用机制不包括
   A. 引发血管增生
   B. 抑制循环中肾素-血管紧张素-醛固酮系统（RAAS）
   C. 减少缓激肽的降解
   D. 促进前列腺素的合成
   E. 抑制局部组织中 RAAS

10. 下列长期使用易导致低钾血症的降压药物是
    A. 氢氯噻嗪　　　　　　B. 肼屈嗪
    C. 可乐定　　　　　　　D. 普萘洛尔
    E. 依那普利

11. 治疗伴有消化性溃疡的高血压患者首选
    A. 利血平　　　　　　　B. 可乐定
    C. 甲基多巴　　　　　　D. 肼屈嗪
    E. 米诺地尔

12. 依那普利的降压机制是
    A. 阻断α受体
    B. 阻断β受体
    C. 抑制血管紧张素Ⅰ转化酶
    D. 耗竭肾上腺素能神经末梢递质
    E. 抑制肾素活性

13. 高血压脑病可选用下列何种药物治疗
    A. 氨氯地平　　　　　B. 氢氯噻嗪
    C. 普萘洛尔　　　　　D. 哌唑嗪
    E. 拉贝洛尔

14. 高血压伴有支气管哮喘时，不宜应用
    A. 利尿剂　　　　　　B. β受体阻断药
    C. α受体阻断药　　　 D. 钙拮抗剂
    E. 血管紧张素转换酶抑制剂

15. 在长期用药的过程中，突然停药易引起严重高血压，这种药物最可能是
    A. 哌唑嗪　　　　　　B. 肼屈嗪
    C. 普萘洛尔　　　　　D. 甲基多巴
    E. 利血平

16. 降压不引起重要器官血流量减少，不影响脂肪和糖代谢的药物是
    A. 拉贝洛尔　　　　　B. 可乐定
    C. 依那普利　　　　　D. 普萘洛尔
    E. 米诺地尔

17. 下列哪种药物在降压时不反射性加快心率
    A. 肼屈嗪　　　　　　B. 硝苯地平
    C. 哌唑嗪　　　　　　D. 尼群地平
    E. 硝普钠

18. 合并心绞痛的高血压宜选用
    A. 肼屈嗪　　　　　　B. 普萘洛尔
    C. 氯沙坦　　　　　　D. 可乐定
    E. 硝普钠

19. 伴有十二指肠溃疡的高血压患者不宜用
    A. 可乐定　　　　　　B. 普萘洛尔
    C. 利血平　　　　　　D. 氢氯噻嗪
    E. α-甲基多巴

20. 下列哪种药物最易引起直立性低血压
    A. 普萘洛尔　　　　　B. 酚妥拉明
    C. 肼屈嗪　　　　　　D. 卡托普利
    E. 多沙唑嗪

21. 下列哪种药物不宜用于伴有冠心病的高血压患者
    A. 卡托普利　　　　　B. 肼屈嗪
    C. 氢氯噻嗪　　　　　D. 甲基多巴
    E. 普萘洛尔

22. 下列有关卡托普利的药代动力学特点中错误的是
    A. 口服易吸收，但食物能减少其吸收
    B. 血浆蛋白结合率低，体内分布广

    C. 在体内主要经肝脏代谢，经肾脏排泄
    D. 90%以上以代谢产物经肾脏排泄
    E. 体内消除快，半衰期2～3h

23. 氯沙坦的药理作用机制是
    A. 阻断外周I_1型咪唑啉受体
    B. 抑制血浆中肾素的合成
    C. 增加缓激肽的水解
    D. 阻断了血管紧张素Ⅱ₁型受体
    E. 抑制局部和循环中血管紧张素Ⅰ转化酶

24. 下列哪种降压药易引起"首剂现象"
    A. 氢氯噻嗪　　　　　B. 卡托普利
    C. 哌唑嗪　　　　　　D. 普萘洛尔
    E. 硝普钠

25. 高血压合并慢性阻塞性肺部疾患者不宜选用
    A. 普萘洛尔　　　　　B. 卡托普利
    C. 哌唑嗪　　　　　　D. 维拉帕米
    E. 氢氯噻嗪

26. 关于硝苯地平与普萘洛尔合用治疗原发性高血压的描述，哪项是错误的
    A. 可用于伴有稳定型心绞痛的高血压患者
    B. 防止硝苯地平引起的反射性心率加快
    C. 防止硝苯地平引起的血浆肾素活性增高
    D. 防止普萘洛尔引起的反跳现象
    E. 合用时注意酌情减量，防止过度抑制心血管，严重降低血压

27. 下列有关硝普钠的叙述，哪点是错误的
    A. 有迅速而持久的降压作用
    B. 对小动脉和小静脉均有明显的舒张作用
    C. 降压时不影响肾血流量
    D. 能抑制血管平滑肌细胞外钙的内流
    E. 可用于急性充血性心力衰竭的治疗

28. 不能用于高血压危象的降压药物是
    A. 拉贝洛尔　　　　　B. 维拉帕米
    C. 利血平　　　　　　D. 二氮嗪
    E. 硝普钠

29. 长期使用后会引起血锌降低，导致味觉异常的降压药物是
    A. 普萘洛尔　　　　　B. 卡托普利
    C. 哌唑嗪　　　　　　D. 维拉帕米
    E. 氢氯噻嗪

30. 伴有脑血管疾病的高血压患者适宜使用
    A. 普萘洛尔　　　　　B. 卡托普利
    C. 缬沙坦　　　　　　D. 尼莫地平
    E. 氨氯地平

31. 属于钾通道开放药的降压药是
    A. 硝普钠　　　　　　B. 卡托普利
    C. 哌唑嗪　　　　　　D. 普萘洛尔

E. 米诺地尔

32. 治疗高血压的基本原则错误的是
    A. 保护靶器官　　　　B. 有效治疗和终身治疗
    C. 平稳降压　　　　　D. 个体化治疗
    E. 血压降至正常后立即停药

33. 用药后患者容易产生无痰干咳的降压药物是
    A. 普萘洛尔　　　　　B. 卡托普利
    C. 缬沙坦　　　　　　D. 尼莫地平
    E. 氨氯地平

34. 相较于卡托普利，氯沙坦不同的药理作用是
    A. 减少醛固酮的释放
    B. 不影响缓激肽的代谢
    C. 防治心血管重构
    D. 抑制体内的RAAS
    E. 增加肾素的合成和释放

35. 通过开放钾通道而产生降压作用的药物是
    A. 普萘洛尔　　　　　B. 卡托普利
    C. 缬沙坦　　　　　　D. 吡那地尔
    E. 氨氯地平

（二）A2型题

36. 患者，男，58岁，72kg，嗜酒，在体检中发现血压为168/97mmHg，经动态血压检查后被诊断为原发性高血压，心脏影像学检查发现伴有心脏肥大，对此患者的降压应当选择哪种药物
    A. 普萘洛尔　　　　　B. 氢氯噻嗪
    C. 缬沙坦　　　　　　D. 可乐定
    E. 硝苯地平

37. 患者，女，42岁，48kg，因头痛就医，两次血压检查结果为168/97mmHg和165/95mmHg，自述有糖尿病史且一直使用口服降血糖药，检测血糖仍为7.5mmol/L，对此患者，最适合的治疗方案是
    A. 美托洛尔　　　　　B. 氢氯噻嗪
    C. 卡托普利　　　　　D. 可乐定
    E. 硝苯地平

38. 患者，男，47岁，慢性肾小球肾炎高血压病史2年，一直服用依那普利和螺内酯治疗。5天前"上呼吸道感染"后出现尿量减少，近2日尿量约150ml/d，该患者可能出现的电解质紊乱是
    A. 血钾降低　　　　　B. 血镁降低
    C. 血钙升高　　　　　D. 血钾升高
    E. 血钠升高

39. 患者，女，55岁。患高血压7年，2天前患者因与家人生气，赌气不进食并不按时服用降压药，5h前患者感到剧烈头痛、烦躁、恶心呕吐、眼花黑矇而入院，经体检：血压198/110mmHg，眼底可见视盘水肿，视网膜上有火焰状出血及渗出，考虑为高血压脑病，此时应选用的降压药是

A. 卡托普利　　　　　B. 硝普钠
C. 氢氯噻嗪　　　　　D. 普萘洛尔
E. 硝苯地平

40. 患者，男，60岁。有高血压和哮喘病史，每年冬春季常有发作，近日来患感冒，经检查BP仍为170/99mmHg，心率95次/分，医生除给予抗感染治疗外，需要给予降压药物治疗，以下降压药物中不能考虑的是
    A. 卡托普利　　　　　B. 美托洛尔
    C. 氢氯噻嗪　　　　　D. 普萘洛尔
    E. 氨氯地平

41. 患者，女，65岁，近日因头昏到医院就诊，经查发现血压170/94mmHg，实验室检查示：肝肾功能无异常，血尿酸535μmol/L（正常值：237.9～356.9μmol/L）。该患者不能选用的降压药是
    A. 卡托普利　　　　　B. 美托洛尔
    C. 氢氯噻嗪　　　　　D. 普萘洛尔
    E. 氨氯地平

42. 患者，男，62岁。经检查血压为155/95mmHg，伴有肾功能不全，需要给予降压药物治疗，以下降压药物中优先考虑使用的是
    A. 可乐定　　　　　　B. 美托洛尔
    C. 氢氯噻嗪　　　　　D. 普萘洛尔
    E. 氨氯地平

43. 患者，女，63岁。有高血压病史5年，规律服用降压药治疗，血压控制较好，但是患者服药后出现刺激性干咳，患者可能使用了以下哪个降压药物
    A. 氯沙坦　　　　　　B. 氢氯噻嗪
    C. 硝苯地平　　　　　D. 美托洛尔
    E. 卡托普利

44. 患者，男，61岁。有高血压病史4年，规律服用降压药治疗，血压控制较好，最近患者自行停止使用降压药，停药后患者感觉心悸、头昏，到医院检查发现血压为180/105mmHg，比治疗前还要高，被诊断为停药反应，患者可能长期使用了以下哪个降压药物
    A. 普萘洛尔　　　　　B. 氢氯噻嗪
    C. 硝苯地平　　　　　D. 美托洛尔
    E. 卡托普利

45. 患者，女，58岁。近日感觉心悸、头昏，到医院检查发现血压为180/105mmHg，心率105次/分，被诊断为伴有快速型心律失常的高血压，此患者适宜使用以下哪个降压药物
    A. 可乐定　　　　　　B. 氢氯噻嗪
    C. 硝苯地平　　　　　D. 肼屈嗪
    E. 普萘洛尔

46. 患者，男，48岁。有高血压病史3年，规律服用降

压药治疗，近日发现饥饿时上腹部疼痛明显，进食后有所缓解，到医院检查：血压为142/89mmHg，胃镜检查发现十二指肠球部有溃疡病变，被诊断为伴有消化性溃疡的高血压，此患者最好调整使用以下哪个降压药物

A. 可乐定　　　　　　　B. 氢氯噻嗪

C. 硝苯地平　　　　　　D. 肼屈嗪

E. 普萘洛尔

47. 患者，女，60岁。近日感觉心悸、头昏，到医院检查发现血压为176/97mmHg，患者体型肥胖，体重指数（BMI）为35kg/m²，被诊断为高血压，此患者适宜使用以下哪个降压药物

A. 可乐定　　　　　　　B. 氢氯噻嗪

C. 硝苯地平　　　　　　D. 哌唑嗪

E. 普萘洛尔

48. 患者，男，51岁。近日发现心慌、头晕，入院检查：血压为165/95mmHg，被诊断为原发性高血压，患者体型肥胖，体重指数（BMI）为32kg/m²，被诊断为肥胖型高血压，医生为患者开具了降压药物，患者第一次用药后出现头昏、血压降低并摔倒的现象，患者可能使用了以下哪个降压药物

A. 可乐定　　　　　　　B. 哌唑嗪

C. 厄贝沙坦　　　　　　D. 依那普利

E. 普萘洛尔

（三）B1型题

（49～53题共用备选答案）

A. 呋塞米　　　　　　　B. 氢氯噻嗪

C. 螺内酯　　　　　　　D. 硝普钠

E. 硝酸甘油

49. 与强心苷合用可促进细胞内缺钾的药物是

50. 可用于治疗心功能不全及心绞痛的血管扩张药是

51. 可用于治疗心功能不全的作用于血管的降压药是

52. 常与排钾利尿剂合用于高血压的保钾利尿剂是

53. 常用于轻度或伴有水钠潴留的高血压患者的是

（54～58题共用备选答案）

A. 激动中枢 I_1 咪唑啉受体

B. 阻断外周和中枢的β受体

C. 阻断外周的 $α_1$ 受体

D. 抑制血管紧张素Ⅰ转化酶

E. 阻断血管紧张素Ⅱ受体

54. 卡托普利的降压作用机制是

55. 哌唑嗪的降压作用机制是

56. 普萘洛尔的降压作用机制是

57. 可乐定的主要降压作用机制是

58. 氯沙坦的降压作用机制是

（59～63题共用备选答案）

A. 氢氯噻嗪　　　　　　B. 利血平

C. 普萘洛尔　　　　　　D. 甲基多巴

E. 肼屈嗪

59. 高血压合并消化性溃疡患者不宜选用

60. 高血压合并糖尿病患者不宜选用

61. 高血压合并冠心病患者不宜选用

62. 高血压合并肾功能不全患者应选用

63. 高血压合并心绞痛患者应选用

（64～68题共用备选答案）

A. 氢氯噻嗪　　　　　　B. 利血平

C. 普萘洛尔　　　　　　D. 尼莫地平

E. 硝苯地平

64. 高血压伴有脑血管痉挛患者宜选用

65. 高血压伴有甲亢患者宜选用

66. 高血压伴有血浆肾素活性高者宜选用

67. 高血压伴有抑郁症患者不宜选用

68. 高血压伴血脂异常患者不宜选用

（四）X型题

69. 抗高血压药的应用原则是

A. 根据高血压的程度选用药物

B. 联合用药

C. 根据病情特点选用药物

D. 注意剂量个体化

E. 注意辅助治疗

70. 高血压危象时可选用的药物包括

A. 卡托普利　　　　　　B. 二氮嗪

C. 普萘洛尔　　　　　　D. 硝普钠

E. 拉贝洛尔

71. 能减轻或逆转心肌肥厚的药物是

A. 氯沙坦　　　　　　　B. 普萘洛尔

C. 依那普利　　　　　　D. 氢氯噻嗪

E. 莫索尼定

72. 可乐定的降压机制是

A. 激动中枢的β受体

B. 激动中枢的 $α_2$ 受体

C. 激动中枢的DA受体

D. 激动中枢 I_1 咪唑啉受体

E. 激动中枢的 H_2 受体

73. 以下能引起心率增快的抗高血压药是

A. 肼屈嗪　　　　　　　B. 卡托普利

C. 哌唑嗪　　　　　　　D. 普萘洛尔

E. 氢氯噻嗪

74. 常用（第一线）抗高血压药包括以下哪些

A. 可乐定　　　　　　　B. 卡托普利

C. 哌唑嗪　　　　　　　D. 普萘洛尔

E. 氢氯噻嗪

75. 能影响血脂或者糖代谢的抗高血压药包括

A. 哌唑嗪　　　　　　　B. 卡托普利

C. 硝苯地平　　　　　D. 普萘洛尔

E. 氢氯噻嗪

76. 通过直接作用于血管平滑肌而降压的药物是

　　A. 硝普钠　　　　　　B. 卡托普利

　　C. 肼屈嗪　　　　　　D. 普萘洛尔

　　E. 氢氯噻嗪

77. 关于普萘洛尔的降压机制包括

　　A. 抑制交感神经中枢而降压

　　B. 减少肾素的合成和释放

　　C. 抑制外周交感神经释放递质

　　D. 直接扩张血管而降压

　　E. 通过减少血容量而降压

78. 关于卡托普利的降压机制的叙述，正确的是

　　A. 直接扩张血管

　　B. 抑制循环中肾素 - 血管紧张素 - 醛固酮系统（RAAS）

　　C. 减少缓激肽的降解

　　D. 促进前列腺素的合成

　　E. 抑制局部组织中 RAAS

79. 噻嗪类利尿药的降压作用机制包括

　　A. 排钠利尿，使细胞外液和血容量减少

　　B. 降低动脉壁细胞内钠的含量，使胞内钙量减少

　　C. 降低血管平滑肌对血管收缩剂的反应性

　　D. 诱导动脉壁产生扩血管物质

　　E. 长期应用噻嗪类药物，可降低血浆肾素活性

80. 关于硝苯地平与普萘洛尔合用治疗原发性高血压的描述，哪项是错误的

　　A. 可用于伴有稳定型心绞痛的高血压患者

　　B. 防止硝苯地平引起的反射性心率加快

　　C. 防止硝苯地平引起的血浆肾素活性增高

　　D. 防止普萘洛尔引起的反跳现象

　　E. 合用时注意酌情减量，防止过度抑制心血管，严重降低血压

二、问答题

1. 试述抗高血压药物合理应用的基本原则。

2. 试述一线抗高血压药物按作用机制可分为哪几类？

3. 试述哌唑嗪的作用机制和临床用途。

4. 噻嗪类的降压机制是什么？

5. 简述普萘洛尔的降压机制。

6. 简述新型抗高血压药物的类别。

三、病案分析题

1. 患者，男，65 岁，半个月来心促气急，头痛，夜间不能平卧。患者多年前发现血压稍高，无自觉症状，未用药治疗。1 年前出现劳累后头痛，头晕，血压 170/100mmHg，服用复方降压片后血压可稳定于 135/90mmHg，症状消失后即停药。以后前述症状反复出现，近来因劳累、心悸、气短，下肢水肿，夜间不能平卧 3 天前来就诊。体检发现：神志清醒，半卧位，呼吸稍促，颈静脉怒张，血压 180/130mmHg，心率 90 次 / 分，两肺底有湿啰音，心脏向左侧扩大。诊断：1. 原发性高血压；2. 高血压性心脏病。

问题：

（1）什么是高血压？临床上分为几类？

（2）此患者使用的复方降压片包括什么成分？各成分的降压机制是什么？联合用药的药理基础是什么？

（3）对该患者还可用什么药物治疗，这些药物的降压机制又是什么？

2. 患者，男，65 岁，高血压病史 8 年，自述常感气促，步行长距离时明显，偶有头痛，自服对乙酰氨基酚后缓解，拒绝低盐饮食。一直口服螺内酯和氢氯噻嗪控制血压。体检：BP160/95mmHg，HR82 次 / 分，律齐，无杂音；超声心动图显示中度左心室肥大。其他检查未发现异常。诊断：伴有左心室肥大的原发性高血压。

问题：

（1）螺内酯和氢氯噻嗪是什么药？其降压机制是什么？

（2）分析血压控制不好的原因。

（3）还有哪些药物可以很好地控制此患者的高血压？（列出药物的类别及代表药名称）

3. 患者，女，58 岁。7 年前诊断为高血压，一直服用氢氯噻嗪，血压控制好，3 年前又诊断为 2 型糖尿病，通过改变饮食结构和体育锻炼等措施控制血糖。近来感觉头痛、头晕、乏力明显来医院就诊。体检：BP156/92mmHg，HR102 次 / 分；实验室检查：血糖 7.2mmol/L，血甘油三酯、总胆固醇及低密度脂蛋白均高于正常值。医生开处方继续使用氢氯噻嗪，并加服硝苯地平控制血压，同时用二甲双胍控制血糖。

问题：

（1）氢氯噻嗪、硝苯地平属于什么药？其降压机制是什么？

（2）分析该处方是否合理？应该使用什么药物更为合理？

（杨建宇）

第二十三章　抗心绞痛药物

━━━ 大纲要求 ━━━

一、掌握

1. 抗心绞痛药的分类及代表药。
2. 三类抗心绞痛药物（硝酸酯类、β受体阻断药、钙拮抗药）共同的抗心绞痛作用机制。
3. 硝酸甘油与普萘洛尔合用的原理及注意事项。

二、熟悉

1. 硝酸酯类、β受体阻断药、钙拮抗药抗心绞痛作用机制、应用及不良反应。
2. 硝酸甘油的体内过程特点。
3. 心绞痛的病理生理机制和影响心肌供氧及耗氧的主要因素。

三、了解

1. 硝酸酯类药物的药理作用及松弛血管平滑肌的作用原理。
2. 硝酸异山梨酯和单硝酸异山梨酯的作用特点及应用。

━━━ ●○ 复习思考题 ○● ━━━

一、选择题

（一）A1型题

1. 下列关于硝酸甘油的论述，错误的是
   A. 降低左心室舒张末期压力
   B. 舒张冠状血管侧支血管
   C. 扩张容量血管
   D. 改善心内膜供血作用较差
   E. 能降低心肌耗氧量

2. 下列哪一项不是硝酸甘油的不良反应
   A. 晕厥　　　　B. 搏动性头痛
   C. 水肿　　　　D. 头颈皮肤潮红
   E. 直立性低血压

3. 关于普萘洛尔的哪项叙述是错误的
   A. 对稳定型、变异型、不稳定型心绞痛都有良好疗效
   B. 可影响脂肪和糖类代谢
   C. 生物利用度个体差异大，宜从小剂量开始，以后逐渐增量
   D. 阻断心脏β受体而使心率减慢，心肌收缩力降低，心肌耗氧量降低
   E. 与硝酸酯类药物合用可增强疗效，互补不良反应

4. 关于硝酸甘油和普萘洛尔合用治疗心绞痛的理论依据，下列哪项叙述是错误的
   A. 可减少不良反应
   B. 防止反射性心率加快
   C. 降低心肌耗氧量有协同作用

   D. 避免心室容积增加
   E. 避免普萘洛尔引起的降压作用

5. 硝酸甘油用于防治心绞痛时，下列哪种给药途径不能应用
   A. 口服　　　　　　　B. 软膏涂于皮肤上
   C. 雾化吸入　　　　　D. 直肠
   E. 舌下含化

6. 普萘洛尔不能用于下列哪种疾病
   A. 甲状腺功能亢进　　B. 阵发性室上性心动过速
   C. 原发性高血压　　　D. 稳定型心绞痛
   E. 变异型心绞痛

7. 硝酸甘油对哪类血管扩张作用最弱
   A. 小动脉　　　　　　B. 冠状动脉
   C. 小静脉　　　　　　D. 毛细血管括约肌
   E. 毛细血管后静脉

8. 临床最常用的硝酸酯类药物是
   A. 硝酸异山梨酯　　　B. 硝酸甘油
   C. 单硝酸异山梨酯　　D. 戊四硝酸酯
   E. 亚硝酸异戊酯

9. 硝酸酯类舒张血管的机制是
   A. 直接松弛血管平滑肌
   B. 阻断α受体
   C. 在平滑肌细胞及血管内皮细胞中产生NO
   D. 阻滞Ca^{2+}通道
   E. 阻断血管平滑肌β_2受体

10. 关于硝酸甘油的叙述哪项是不正确的
    A. 扩张动脉血管，降低心脏后负荷
    B. 扩张静脉血管，降低心脏前负荷
    C. 加快心率，增加心肌收缩力
    D. 降低室壁张力及耗氧量
    E. 减慢心率，减弱心肌收缩力

11. 变异型心绞痛患者不宜应用
    A. 硝酸甘油　　　　B. 普萘洛尔
    C. 维拉帕米　　　　D. 硝苯地平
    E. 硝酸异山梨酯

12. 硝酸甘油与普萘洛尔合用治疗心绞痛的共同药理基础是
    A. 减慢心率　　　　B. 抑制心肌收缩力
    C. 降低心肌耗氧量　D. 缩小心室容积
    E. 缩短射血时间

13. 普萘洛尔治疗心绞痛的缺点是
    A. 抑制心肌收缩性，增大心室容积
    B. 降低心肌耗氧量
    C. 改善缺血区血流供应
    D. 增加冠脉的灌流时间
    E. 促进氧合血红蛋白的解离

14. 对伴有快速型心律失常的心绞痛患者最好选用
    A. 硝酸甘油　　　　B. 普萘洛尔
    C. 硝酸异山梨酯　　D. 单硝酸异山梨酯
    E. 硝苯地平

15. 对冠状血管无直接扩张作用的抗心绞痛药是
    A. 硝苯地平　　　　B. 维拉帕米
    C. 普萘洛尔　　　　D. 硝酸甘油
    E. 硝酸异山梨酯

16. 钙拮抗药治疗心绞痛下列叙述哪项是不正确的
    A. 减慢心率　　　　B. 减弱心肌收缩力
    C. 改善缺血区的供血　D. 增加心室壁张力
    E. 扩张小动脉而降低后负荷

17. 关于硝酸酯类的叙述中错误的是
    A. 通过释放NO来发挥扩血管效应
    B. 硝酸异山梨酯的代谢物仍然具有活性
    C. 剂量不当可由于血压下降过度而引起反射性交感神经兴奋
    D. 舌下含服可避免口服后的首过消除
    E. 连续用药不产生耐受性

18. 合并有支气管哮喘的心绞痛患者应首选下列何种抗心绞痛药
    A. 硝苯地平　　　　B. 维拉帕米
    C. 普萘洛尔　　　　D. 硝酸甘油
    E. 硝酸异山梨酯

19. 阵发性室上性心动过速并发变异型心绞痛，宜采用下述哪种药物治疗

    A. 维拉帕米　　　　B. 奎尼丁
    C. 普鲁卡因胺　　　D. 利多卡因
    E. 普萘洛尔

20. 硝酸甘油没有下列哪一种作用
    A. 扩张容量血管　　B. 减少回心血量
    C. 增加心率　　　　D. 增加心室壁张力
    E. 降低心肌耗氧量

（二）A2型题

21. 患者，女，65岁。由于劳累、过度激动而突发心绞痛，请问优选下列哪种药物
    A. 口服硫酸奎尼丁　B. 舌下含服硝酸甘油
    C. 注射盐酸利多卡因　D. 口服盐酸普鲁卡因胺
    E. 注射苯妥英钠

22. 患者，男，50岁，自述每日清晨醒来时自觉心前区不适，胸骨后阵发性闷痛。日常吸烟较多，且有较长烟龄。就诊后查心电图示ST段抬高。拟诊断为变异型心绞痛，请问下述何种药物不宜选用
    A. 硝酸甘油　　　　B. 硝酸异山梨酯
    C. 硝苯地平　　　　D. 普萘洛尔
    E. 维拉帕米

23. 患者，女，63岁，患高血压性心脏病10年，有时因情绪激动或过劳时发生心绞痛，最初经休息后可自行缓解，但近日心绞痛加重并有快速型心律失常，此时合理的治疗方案是
    A. 普萘洛尔＋硝苯地平
    B. 硝苯地平＋硝酸甘油
    C. 硝酸异山梨酯＋硝酸甘油
    D. 维拉帕米＋地尔硫䓬
    E. 硝酸甘油＋普萘洛尔

24. 患者，女，55岁，患有快速型心律失常20年，近日由于过度兴奋而突发心绞痛，请问服用下列哪种药物效果最好
    A. 口服盐酸普鲁卡因胺
    B. 舌下含服硝酸甘油
    C. 注射盐酸利多卡因
    D. 口服硫酸奎尼丁
    E. 口服普萘洛尔

25. 患者，男，60岁，由于情绪激动而诱发心绞痛。给予硝酸酯类后心绞痛症状明显改善。关于硝酸酯类药物作用的叙述，错误的是
    A. 扩张容量血管，降低心肌前负荷
    B. 改善缺血区的供血
    C. 重新分配冠状动脉血流量
    D. 增加心率
    E. 增加室壁张力

26. 患者，男，63岁，患高血压性心脏病10年，有时因情绪激动或过劳时发生心绞痛，最初经休息后可自

行缓解，但近日心绞痛加重。服用美托洛尔后症状
显著改善，美托洛尔不具有下列哪项作用
- A. 降低心肌耗氧量　　B. 降低室壁张力
- C. 改善缺血区的供血　D. 减慢心率
- E. 减弱心肌收缩力

27. 患者，女，66岁，劳累后有短暂胸骨后闷痛5年，
前日因家庭琐事造成心情郁闷，夜间熟睡后突感胸
骨后绞痛，面色苍白，出冷汗，含服硝酸甘油后症
状未缓解。次日入院治疗，确诊为稳定型心绞痛。
此时最适宜的抗心绞痛药是
- A. 硝苯地平　　　　　B. 硝酸甘油
- C. 维拉帕米　　　　　D. 普萘洛尔
- E. 吗啡

28. 患者，女，60岁，劳累后有短暂胸骨后闷痛5年。
既往患高血压十余年。前日因情绪激动，夜间熟睡
后突感胸骨后绞痛，面色苍白，出冷汗，含服速效
救心丸后症状缓解。次日入院治疗，确诊为不稳定
型心绞痛。此时最适宜的抗心绞痛药是硝苯地平与
普萘洛尔合用，其合用目的不是下列哪一项
- A. 协同降低氧耗　　　B. 减少硝酸甘油用量
- C. 防止血压过低　　　D. 消除反射性心率增快
- E. 缩小增大的左心室容积

（三）B1型题

（29～37题共用备选答案）
- A. 普萘洛尔　　　　　B. 硝苯地平
- C. 硝酸甘油　　　　　D. 维拉帕米
- E. 洛伐他汀

29. 伴有心律失常的心绞痛可选用的抗心绞痛药是

30. 通过释放NO而松弛血管平滑肌进而发挥抗心绞痛
作用的药物是

31. 禁用于变异型心绞痛的抗心绞痛药是

32. 伴有高血压的心绞痛患者可选用的抗心绞痛药物是

33. 对心脏有抑制作用而无β受体阻断作用的抗心绞痛
药是

34. 抗心绞痛时会增加室壁张力的是

35. 变异型心绞痛首选

36. 伴有哮喘的心绞痛患者禁用

37. 硝酸酯类疗效差的稳定型心绞痛可优选的是

（四）X型题

38. Nitroglycerin抗心绞痛作用的机制是
- A. 扩张容量血管，降低心脏前负荷
- B. 扩张冠状血管及侧支血管，增加缺血区血流量
- C. 减弱心肌收缩力，降低心脏后负荷
- D. 扩张动脉血管，降低心脏后负荷
- E. 降低左室舒张末期压，减轻心内膜下血管所受的
挤压，增加心内膜的供血

39. Nifedipine的临床适应证有

- A. 稳定型心绞痛　　　B. 高血压
- C. 变异型心绞痛　　　D. 胆绞痛
- E. 脑血管病

40. 伴有心力衰竭的心绞痛患者不宜选用
- A. 硝酸甘油　　　　　B. 普萘洛尔
- C. 维拉帕米　　　　　D. 地尔硫䓬
- E. 硝酸异山梨酯

41. 硝酸甘油与普萘洛尔合用于心绞痛的原因是
- A. 协同降低心肌耗氧量
- B. 两药均可扩张冠状动脉
- C. 普萘洛尔可取消硝酸甘油引起的心率加快
- D. 硝酸甘油可缩小普萘洛尔引起的心室容积扩大
- E. 普萘洛尔收缩外周血管作用可被硝酸甘油取消

42. 普萘洛尔抗心绞痛的作用机制为
- A. 扩张外周血管，降低心脏负荷
- B. 减慢心率，减少心肌耗氧量
- C. 减弱心肌收缩力，降低耗氧量
- D. 促进氧合血红蛋白的解离，增加心肌的供氧
- E. 延长舒张期，促进血流从心外膜流向易缺血区的
心内膜

43. 钙拮抗药抗心绞痛的作用机制为
- A. 减慢心率　　　　　B. 松弛血管平滑肌
- C. 降低心肌收缩性　　D. 增加冠脉流量
- E. 增加室壁张力

44. 硝酸甘油可治疗
- A. 变异型心绞痛　　　B. 不稳定型心绞痛
- C. 稳定型心绞痛　　　D. 顽固性心力衰竭
- E. 急性心肌梗死

45. 下列哪组药物应用是合理的
- A. 硝酸甘油与普萘洛尔治疗稳定型心绞痛
- B. 硝苯地平与普萘洛尔治疗不稳定型心绞痛
- C. 维拉帕米与地尔硫䓬治疗变异型心绞痛
- D. 普萘洛尔与美托洛尔治疗不稳定型心绞痛
- E. 硝酸甘油与硝苯地平合用治疗不稳定型心绞痛

二、简答题

1. 简述硝酸酯类与普萘洛尔联合应用的抗心绞痛作用
基础。

2. 简述普萘洛尔抗心绞痛的机制及不利因素。

3. 简述钙拮抗药抗心绞痛的作用机制及常用药物。

4. 简述硝酸甘油的药理作用及对血流动力学的影响。

三、案例分析题

1. 患者，女，68岁，工人。主诉：胸痛反复发作2年，
1h前复发。

　　现病史：患者有高血压史14年。2年前开始，
做剧烈活动后感心前区疼痛。发病初期，停止活动
休息后胸痛可自然缓解。但发病1年后，需舌下含服
硝酸甘油或速效救心丸等药物胸痛才能缓解。今晨

大便时，突发心前区剧烈疼痛伴胸闷、憋气，胸痛向左肩背部及左上肢放射，舌下含服速效救心丸无明显缓解。

　　体格检查：脸色苍白，面容痛苦。皮肤潮湿、呼吸急促。心率96次/分，血压160/100mmHg，ECG提示ST段抬高。

　　诊断：（1）高血压；（2）冠状动脉粥样硬化性心脏病；（3）心绞痛

医嘱为：

（1）硝酸异山梨酯片 5mg×9 用法：5mg t. i. d.　p. o.

（2）普萘洛尔片 10mg×9 用法：10mg t. i. d.　p. o.

问题：

（1）为什么舌下含服硝酸甘油可以缓解症状？

（2）入院后，此联合用药是否合理，为什么？

2. 患者，男，58岁。主诉：胸痛反复发作2年，1h前复发。现病史：患者有高脂血症14年。近2年来，剧烈活动后均感心前区疼痛。疼痛的部位主要在心前区，有手掌大小，界限不是很清楚，常放射至左肩、左臂内侧达环指和小指。有烧灼感，但不尖锐，不像针刺或刀扎样痛，发作时往往不自觉地停止原来的活动，直至症状缓解。发病初期，停止活动休息后胸痛可自然缓解。但发病1年后，需舌下含服硝酸甘油或速效救心丸等药物胸痛才能缓解。1h前安静时突发心前区剧烈疼痛伴胸闷、憋气，胸痛向左肩背部及左上肢放射，舌下含服速效救心丸无明显缓解。

　　体格检查：脸色苍白，面容痛苦。皮肤潮湿、呼吸急促。心率100次/分，血压135/85mmHg，ECG提示疼痛发作时一过性的S-T段水平或下斜行下移，T波倒置，而疼痛缓解后心电图改变恢复。

　　诊断：（1）高脂血症；（2）不稳定型心绞痛

问题：可以选用哪些药物抗不稳定型心绞痛治疗？为什么？

（罗海芸）

第二十四章 抗动脉粥样硬化药

━━━━ 大纲要求 ━━━━

一、掌握

1. 调血脂药与抗动脉粥样硬化药的分类及代表药。
2. 他汀类药物的药理作用、作用机制、临床应用和不良反应。

二、熟悉

1. 贝特类药物的抗动脉粥样硬化作用特点。
2. 普罗布考的药理作用、作用机制、临床应用和不良反应。

三、了解

1. 胆汁酸螯合剂、烟酸类、多烯脂肪酸类、黏多糖和多糖类的药理作用特点。
2. 血脂、脂蛋白的分类及高脂蛋白血症的分型。

━━━━ 复习思考题 ━━━━

一、选择题

（一）A1 型题

1. 治疗原发性高胆固醇血症的首选药是
   A. 洛伐他汀　　　　B. 烟酸
   C. 普罗布考　　　　D. 考来烯胺
   E. 氯贝丁酯

2. 洛伐他汀的作用机制是
   A. 抑制 HMG-CoA 还原酶活性
   B. 增加脂蛋白酶活性
   C. 抑制胆固醇吸收
   D. 减少肝脏中 VLDL 的合成
   E. 使肝细胞表面 LDL 受体表达减少或活性减弱

3. 关于 HMG-CoA 还原酶抑制剂叙述错误的是
   A. 降低 LDL-C 的作用最强
   B. 具有抗氧化作用
   C. 具有良好的调血脂作用
   D. 改善血管内皮功能
   E. 促进血小板聚集

4. 影响胆固醇吸收的药物是
   A. 洛伐他汀　　　　B. 苯扎贝特
   C. 普罗布考　　　　D. 考来烯胺
   E. 烟酸

5. 下列哪种药物可引起横纹肌溶解症
   A. 考来烯胺　　　　B. 辛伐他汀
   C. 普罗布考　　　　D. 氯贝丁酯
   E. 非诺贝特

6. 可以明显降低血浆三酰甘油及极低密度脂蛋白的药物是
   A. 辛伐他汀　　　　B. 非诺贝特
   C. 抗氧化剂　　　　D. 考来烯胺
   E. 多烯脂肪酸

7. 对高脂血症患者可以防治急性心肌梗死的药物是
   A. 洛伐他汀　　　　B. 普罗布考
   C. 烟酸　　　　　　D. 考来烯胺
   E. 非诺贝特

8. 可以增加脂蛋白酶活性的药物是
   A. 辛伐他汀　　　　B. 烟酸
   C. 多烯脂肪酸　　　D. 非诺贝特
   E. 考来烯胺

9. 抗氧化作用兼有抗动脉粥样硬化作用的药物是
   A. 考来烯胺　　　　B. 辛伐他汀
   C. 普罗布考　　　　D. 低分子肝素
   E. 非诺贝特

10. 属于 n-3 型多烯脂肪酸的药物是
    A. 亚油酸　　　　　B. γ-亚麻酸
    C. 二十碳五烯酸　　D. 硫酸皮肤素
    E. 月见草油

（二）A2 型题

11. 某患者，55岁，血清总胆固醇及低密度脂蛋白异常，改变生活方式1个月后，血脂仍未达正常水平，应首选哪个药物进行治疗
    A. 辛伐他汀　　　　B. 烟酸
    C. 氯贝丁酯　　　　D. 非诺贝特
    E. 考来烯胺

12. 患者，男，56岁，因高脂血症、急性心肌梗死入院，行PCI术后，给予氯吡格雷（前体药）等抗血小板药，并进行降血脂治疗，为避免与氯吡格雷的相互作用，不应选择的药物是
    A. 非诺贝特　　　　　B. 辛伐他汀
    C. 烟酸　　　　　　　D. 普罗布考
    E. 考来烯胺

13. 患者，女，55岁，晨练时突发心前区剧痛并持续不缓解。紧急入院，查体：BP 138/90mmHg，HR 88次/分，心电图$V_1 \sim V_4$ST段弓背向上抬高。血常规示：TC4.9mmol/L，TG2.8mmol/L，LDL4.0mmol/L，HDL0.8mmol/L。肌酸激酶同工酶（CK-MB）、肌钙蛋白（TnI）也明显升高。医生处方中的阿托伐他汀主要降低下列哪项指标
    A. TC　　　　　　　　B. TG
    C. LDL　　　　　　　D. HDL
    E. CK-MB

（三）B1型题

（14～18题共用备选答案）
    A. 洛伐他汀　　　　　B. 苯扎贝特
    C. 普罗布考　　　　　D. 考来烯胺
    E. 烟酸

14. 糖尿病伴有高三酰甘油血症者宜选用

15. 属于HMG-CoA还原酶抑制剂的是

16. 可抑制胆固醇吸收的药物是

17. 消化性溃疡患者禁用的药物是

18. 属于抗氧化剂的是

（四）X型题

19. 调血脂药包括
    A. 普罗布考　　　　　B. 辛伐他汀
    C. 烟酸　　　　　　　D. 非诺贝特
    E. 考来烯胺

20. 他汀类药物可以降低的血脂包括
    A. TG　　　　　　　　B. LDL
    C. TC　　　　　　　　D. HDL

E. VLDL

21. 下列哪些属于他汀类药物的适应证
    A. 原发性高胆固醇血症
    B. 杂合子家族性高胆固醇血症
    C. Ⅲ型高脂蛋白血症
    D. 糖尿病性、肾性高脂血症
    E. 高三酰甘油血症

22. 考来烯胺的降血脂作用包括
    A. 与胆汁酸络合而中断胆汁酸的肝肠循环
    B. 增加胆固醇向胆汁酸转化
    C. 抑制胆固醇的吸收
    D. 减少胞内cAMP含量
    E. 降低血浆LDL和TC

23. 贝特类药物的调血脂作用包括
    A. 增加脂蛋白酶活性
    B. 降低血中LDL和胆固醇含量
    C. 升高血中HDL含量
    D. 降低血浆TG含量
    E. 降低纤维蛋白原浓度，增加抗凝作用

二、问答题

1. 抗动脉粥样硬化药的分类及主要的代表药有哪些？

2. 他汀类药物的抗动脉粥样硬化作用机制是什么？

三、病案分析题

患者，男，62岁。常规体检时发现血脂异常。既往高血压病史十多年，血压最高时达165/105mmHg，服用氯沙坦控制在正常范围内，有吸烟史（40年），无其他疾病，无早发冠心病家族史。体查：BP135/85mmHg，心肺无异常。实验室检查：TC260mg/dl，LDL203mg/dl，HDL48mg/dl，TG101mg/dl。血糖、肝肾功能正常。诊断：高脂血症，高血压2级。

问题：

1. 对该患者而言，除了改善生活方式外，应首选何种调血脂药进行治疗？

2. 为了达到更好的治疗效果，可以加用何种调血脂药，为什么？

（和丽芬）

第二十五章 作用于血液系统的药物

大纲要求

一、掌握

1. 凝血及纤溶相关药物的分类及主要代表药物的作用机制及临床应用。
2. 抗凝血药肝素和香豆素类的区别。

二、熟悉

1. 抗贫血药铁剂、叶酸及维生素B_{12}的作用机制及临床应用。
2. 血容量扩充剂右旋糖酐的药理作用及临床应用。

三、了解

1. 造血细胞生长因子红细胞生成素、粒细胞集落刺激因子、粒细胞/巨噬细胞集落刺激因子的临床应用。
2. 凝血与纤维蛋白溶解的过程。

复习思考题

一、选择题

（一）A1型题

1. 抗凝作用最强、最快的药物是
    A. 维生素K
    B. 肝素
    C. 双香豆素
    D. 华法林
    E. 阿司匹林

2. 关于肝素的药理作用机制叙述正确的是
    A. 直接与凝血因子结合，水解活化凝血因子
    B. 抑制凝血因子的生物合成
    C. 直接与凝血酶结合，抑制其活性
    D. 增强抗凝血酶Ⅲ的抗凝活性
    E. 拮抗维生素K

3. 拮抗肝素过量引起的自发性出血选用的药物是
    A. 维生素K
    B. 垂体后叶素
    C. 鱼精蛋白
    D. 氨甲苯酸
    E. 维生素C

4. 维生素K参与下列哪些凝血因子的合成
    A. Ⅻ、Ⅴ、Ⅱ、Ⅶ因子
    B. Ⅱ、Ⅷ、Ⅺ、Ⅳ因子
    C. Ⅶ、Ⅺ、Ⅶ、Ⅸ因子
    D. Ⅱ、Ⅶ、Ⅸ、Ⅹ因子
    E. Ⅰ、Ⅴ、Ⅷ、Ⅺ因子

5. 口服可用于防治血栓栓塞性疾病如心肌梗死、脑梗死的药物是
    A. 肝素
    B. 维生素K
    C. 维生素B_{12}
    D. 阿司匹林
    E. 香豆素类

6. 关于阿司匹林的抗血小板作用机制叙述正确的是
    A. 直接对抗血小板聚集
    B. 抑制TXA_2合成酶
    C. 降低凝血酶活性
    D. 抑制环氧酶，减少TXA_2生成
    E. 激活抗凝血酶

7. 华法林与苯妥英钠合用，前者作用
    A. 增强
    B. 减弱
    C. 持续时间延长
    D. 起效快
    E. 吸收增加

8. 治疗巨幼细胞性贫血的最佳药物是
    A. 叶酸
    B. 维生素B_6
    C. 维生素K
    D. 亚叶酸钙
    E. 硫酸亚铁

9. 低血容量性休克合并少尿应选用的药物是
    A. 低分子右旋糖酐
    B. 中分子右旋糖酐
    C. 氢氯噻嗪
    D. 呋塞米
    E. 红细胞生成素

10. 红细胞生成素的主要临床应用是
    A. 恶性贫血
    B. 失血性贫血
    C. 艾滋病药物引起的贫血
    D. 慢性肾病引起的贫血
    E. 再生障碍性贫血

（二）A2型题

11. 患者，女，59岁，晨练时突发心前区剧痛，症状持续不缓解。紧急入院，诊断为急性心肌梗死。为防

止冠状动脉及心腔内壁血栓的形成，应立即给予的
药物是

A. 肝素　　　　　　B. 华法林

C. 维生素K　　　　D. 阿司匹林

E. 尿激酶

12. 某男性患者，67岁，表情淡漠，气急，发热伴咳嗽
1周，全身有散在的出血点及瘀斑，经检查诊断为
弥散性血管内凝血（DIC）。该患者应选用的药物是

A. 鱼精蛋白　　　　B. 华法林

C. 维生素K　　　　D. 糖皮质激素

E. 肝素

13. 患者，男，48岁，内痔伴有慢性出血，近日患者感
觉无力，心悸，诊断为慢性失血性贫血。应选用哪
种药物治疗

A. 叶酸　　　　　　B. 华法林

C. 维生素B$_{12}$　　　D. 亚叶酸钙

E. 硫酸亚铁

（三）B1型题

（14～17题共用备选答案）

A. 维生素K　　　　B. 肝素

C. 水蛭素　　　　　D. 华法林

E. 阿司匹林

14. 体内有抗凝作用，但体外无抗凝作用的是

15. 体内体外都有抗凝作用的是

16. 促进凝血因子合成的是

17. 通过抑制环氧化酶抗血小板聚集的是

（18～21题共用备选答案）

A. 维生素B$_{12}$　　　B. 硫酸亚铁

C. 红细胞生成素　　D. 鱼精蛋白

E. 氨甲苯酸

18. 缺铁性贫血宜选用

19. 慢性肾功能不全引起的贫血可选用

20. 用于恶性贫血的是

21. 拮抗链激酶作用的是

（四）X型题

22. 肝素的适应证包括

A. 血栓栓塞性疾病

B. 缺血性心脏病

C. 弥散性血管内凝血（DIC）早期

D. 体外抗凝

E. 动脉粥样硬化

23. 香豆素类的抗凝作用特点包括

A. 口服易吸收

B. 体内、体外均有抗凝作用

C. 作用时间长

D. 起效慢

E. 增强维生素K的作用

24. 妨碍铁剂在肠道吸收的物质包括

A. 胃酸　　　　　　B. 维生素C

C. 鞣酸　　　　　　D. 磷酸盐

E. 抗酸药

25. 关于链激酶描述正确的是

A. 激活纤溶酶原

B. 对病理性和生理性纤维蛋白均可溶解

C. 具有抗原性

D. 对形成已久并已机化的血栓也有效

E. 可治疗血栓栓塞性疾病

26. 维生素B$_{12}$的适应证包括

A. 恶性贫血　　　　B. 失血性贫血

C. 神经萎缩　　　　D. 化疗药物引起的贫血

E. 巨幼红细胞性贫血

二、问答题

1. 作用于血液系统药物的分类及主要的代表药物有哪
些？

2. 简述肝素的抗凝血作用机制和临床用途。

三、病案分析题

患者，女，28岁。妊娠37周，因胎盘早剥，局部
麻醉后取胎，手术后10h，血压下降为75/40mmHg，诊
断为弥散性血管内凝血早期。

问题：

1. 对该患者应选用下列哪种药物治疗

A. 双香豆素　　　　B. 肝素

C. 维生素K　　　　D. 氨甲苯酸

E. 铁剂

2. 试述该药与华法林的区别。

（和丽芬）

第二十六章 作用于呼吸系统的药物

大纲要求

一、掌握

1. 肾上腺素受体激动药的主要作用特点、临床应用、不良反应。
2. 茶碱类平喘药的主要作用特点、临床应用、不良反应。

二、熟悉

1. 平喘药的分类。
2. 糖皮质激素类药物平喘的特点。

三、了解

主要镇咳药的作用特点，祛痰药的主要临床用途。

复习思考题

一、选择题

（一）A1型题

1. 丙酸氟替卡松治疗支气管哮喘的作用机制是
   A. 扩张支气管
   B. 抗炎性介质的产生
   C. 选择性阻断β_2受体
   D. 抑制磷酸二酯酶
   E. 抑制内源性肾上腺素

2. 在下列平喘药中，对支气管炎症有明显抑制作用的是
   A. 复方异丙托溴铵   B. 盐酸氨溴索
   C. 倍氯米松   D. 酮替芬
   E. 沙丁胺醇

3. 支气管哮喘急性发作时，可使用下面哪种方式控制
   A. 色甘酸钠静脉滴注
   B. 沙丁胺醇吸入
   C. 倍氯米松肌内注射
   D. 异丙托溴铵口服
   E. 磷酸可待因静脉滴注

4. 下列属于选择性激动β_2受体的支气管扩张药是
   A. 特布他林   B. 异丙肾上腺素
   C. 普萘洛尔   D. 酮替芬
   E. 异丙托溴铵

5. 氨茶碱平喘的作用机制是
   A. 免疫调节及抗炎作用
   B. 直接舒张支气管平滑肌
   C. 抑制炎性介质释放
   D. 选择性阻断β_2受体
   E. 促进儿茶酚胺释放，阻断腺苷受体

6. 下列对于临床上使用的胆茶碱描述不正确的是
   A. 对夜间哮喘有较好的疗效
   B. 易造成中枢兴奋
   C. 胃肠道刺激反应较明显
   D. 增加内源性儿茶酚胺的释放
   E. 血药浓度稳定，作用持续时间长

7. 下列平喘药中属于M胆碱受体阻断药的是
   A. 异丙肾上腺素   B. 氢溴酸右美沙芬
   C. 氯化铵   D. 氨茶碱
   E. 异丙托溴铵

8. 对磷酸可待因叙述正确的是
   A. 反复使用无成瘾性
   B. 对胸膜炎干咳伴胸痛者尤其适用
   C. 可用于黏痰量多患者
   D. 无呼吸中枢抑制作用
   E. 对中枢和外周具有双重作用

9. 酮替芬平喘机制主要是
   A. 促进儿茶酚胺释放
   B. β_2肾上腺素受体激动药
   C. 阻断腺苷受体及激活PDE
   D. 抗过敏平喘药
   E. M胆碱受体阻断药

10. 下列药物中不属于祛痰药的是
    A. 盐酸溴己新   B. 厄多司坦
    C. 乙酰半胱氨酸   D. 氯化铵
    E. 枸橼酸喷托维林

（二）A2型题

11. 患者，女，48岁，因哮喘加重来就诊。患者自幼患

有哮喘，给予氟替考松后症状明显缓解。作为抗炎平喘药，在临床上主要最常采取的方式是

A. 吸入　　　　　B. 肌内注射　　　C. 口服

D. 静脉滴注　　　E. 静脉推注

12. 患者，女，39岁，回族，"咳嗽2月余，加重伴气喘半个月"。自述由2010年11月起出现不明原因咳嗽，为刺激性干咳，咳嗽症状反反复复，服用抗感冒药和止咳药后，症状能缓解。给予患者治疗的药物是非成瘾性中枢性镇咳药，属于这类药物的是

A. 磷酸可待因　　　B. 吗啡　　　C. 乙酰半胱氨酸

D. 右美沙芬　　　E. 氯化铵

13. 患者，女，29岁。主因"进行性干咳、活动后气短2年"入院。肺功能检查提示，阻塞性通气功能障碍为29%，干咳、呼吸困难进行性加重，活动耐力明显下降。给予解痉平喘、抗炎及相关对症治疗。下列在临床上使用的平喘类药物及代表药物正确的是

A. 抗炎平喘药——班布特罗

B. 支气管扩张药——异丙托溴铵

C. 吸入性抗胆碱药——阿托品

D. 抗过敏平喘药——氢溴酸右美沙芬

E. 炎症细胞膜稳定药——色甘酸钠

14. 患者，男，51岁，货车司机，间断咳嗽十余年，加重伴活动后气短7月余，在当地医院诊断为"肺动脉高压，肺心病"。入院后接受特布他林吸入治疗，这类药物不可能出现的不良反应是

A. 心脏反应　　　　B. 肌肉震颤

C. 代谢紊乱　　　　D. 高钾血症

E. 低钾血症

（三）B1型题

（15～19题共用备选答案）

A. 使支气管扩张，松弛气道平滑肌

B. 使用糖皮质激素抑制气道炎症

C. 抗过敏平喘药预防哮喘发作

D. 使用中枢镇咳药抑制咳嗽

E. 降低痰液黏稠度，易使痰液排出

15. 沙丁胺醇

16. 色甘酸钠

17. 乙酰半胱氨酸

18. 磷酸可待因

19. 布地奈德

（20～24题共用备选答案）

A. 茶碱类　　　　B. 异丙托溴铵

C. 色甘酸钠　　　D. 罗氟司特

E. 氢溴酸右美沙芬

20. 预防哮喘发作药物

21. 治疗老年性哮喘尤其有效的药物

22. COPD伴有右心功能不全的心源性哮喘

23. 对缓解急性支气管痉挛无效的抗炎平喘药

24. 禁用于妊娠3个月内妇女咳嗽的药物

（25～29题共用备选答案）

A. 夜间发作型和运动诱发哮喘

B. 有局部麻醉作用的中枢性镇咳药

C. 为中枢性镇咳药，有成瘾性和镇痛作用

D. 可诱发口咽部念珠菌感染

E. 适合干咳及痰液不易咳出的患者

25. 枸橼酸喷托维林

26. 可待因

27. 福莫特罗

28. 氯化铵

29. 丙酸倍氯米松

（四）X型题

30. 常用于支气管扩张的药物有

A. 特布他林　　　　B. 胆茶碱

C. 糖皮质激素　　　D. 异丙托溴铵

E. 色甘酸钠

31. 下列描述糖皮质激素治疗哮喘正确的是

A. 局部抗炎作用　　B. 局部抗过敏作用

C. 减少白三烯的生成　D. 抑制气道高反应

E. 对磷酸二酯酶有抑制作用

32. 下列对罗氟司特正确的叙述是

A. 用于哮喘急性发作

B. 磷酸二酯酶抑制剂

C. 用于重度慢性阻塞性肺疾病

D. 用于喘息型慢性阻塞性肺疾病

E. 用于慢性阻塞性肺疾病伴有喘息

33. 对茶碱类药物叙述正确的有哪些

A. 预防心绞痛发作

B. 支气管哮喘

C. 慢性阻塞性肺疾病

D. 中枢性睡眠呼吸暂停综合征

E. 茶碱的血药浓度不能超过20μg/ml

34. 下列关于色甘酸钠描述正确的有

A. 能扩张气道，减轻气道痉挛

B. 能控制急性哮喘发作

C. 临床上必须采用吸入给药

D. 稳定肥大细胞膜

E. 属于抗过敏平喘药

二、问答题

1. 平喘药有几类？作用机制如何？

2. 如何合理应用中枢性镇咳药和外周性镇咳药？

三、病案分析题

患者，男，72岁，主因"慢性咳嗽咳痰20年，再发1周"入院，1周前患者受凉后再次出现咳嗽咳痰。查体：无颈静脉怒张，双肺呼吸音低，可闻及湿啰音。经祛痰药盐酸氨溴索、支气管扩张剂雾化吸入及多索茶碱静脉滴注治疗。

问题：

1. 多索茶碱的平喘机制是什么？茶碱类药物主要有哪些临床应用？
2. 常用支气管扩张药有几类，各类的代表药是什么？
3. 祛痰药按作用方式可分为哪两类？盐酸氨溴索的祛痰机制是什么？

（李　晨）

第二十七章 作用于消化系统的药物

大纲要求

一、熟悉

抗消化性溃疡药的药理作用及临床应用。

二、了解

助消化药、止吐药、泻药、止泻药和利胆药的药理作用及临床应用。

复习思考题

一、选择题

（一）A1型题

1. 下列能降低胃蛋白酶活性，口服后在胃内直接中和酸，升高胃内容物pH的药物是
   - A. 硫糖铝
   - B. 胶体次枸橼酸铋
   - C. 西咪替丁
   - D. 三硅酸镁
   - E. 丙谷胺

2. 下列对西咪替丁描述正确的是
   - A. 增强胃黏膜屏障功能
   - B. 肝药酶诱导剂
   - C. H_2受体阻断药
   - D. 仅对十二指肠溃疡有愈合作用
   - E. 对心血管系统有一定影响

3. 能够抑制胃酸分泌的最后环节，有明显抑酸作用的药物是
   - A. M胆碱受体激动药
   - B. H_2受体阻断药
   - C. 胃泌素受体阻滞剂
   - D. H^+-K^+-ATP酶抑制剂
   - E. 抗酸药

4. 属于第二代质子泵抑制药的是
   - A. 兰索拉唑
   - B. 泮托拉唑
   - C. 奥美拉唑
   - D. 尼扎替丁
   - E. 替仑西平

5. 下列哪项不是奥美拉唑的特点
   - A. 长期使用应检查有无肿瘤样增生
   - B. 仅用于胃和十二指肠溃疡的治疗
   - C. H^+-K^+-ATP酶抑制剂
   - D. 使血中胃泌素水平升高
   - E. 能使胃蛋白酶分泌减少

6. 雷贝拉唑在临床上的应用有
   - A. 十二指肠溃疡
   - B. 慢性腹泻
   - C. 消化不良
   - D. 老年性便秘
   - E. 胃肠道平滑肌痉挛

7. 哌仑西平属于哪种药
   - A. 质子泵抑制药
   - B. H_2受体阻断药
   - C. 胃泌素受体阻滞药
   - D. 多巴胺受体阻断药
   - E. M胆碱受体阻断药

8. 可通过阻断胃泌素受体而抑制胃酸分泌的药物是
   - A. 哌仑西平
   - B. 丙谷胺
   - C. 兰索拉唑
   - D. 氢氧化铝
   - E. 雷尼替丁

9. 对H_2受体具有阻断作用的药物是
   - A. 泮多拉唑
   - B. 西咪替丁
   - C. 硫糖铝
   - D. 替仑西平
   - E. 阿洛司琼

10. 对幽门螺杆菌没有抑制作用的药物是
    - A. 甲硝唑
    - B. 奥美拉唑
    - C. 阿莫西林
    - D. 哌仑西平
    - E. 呋喃唑酮

（二）A2型题

11. 患者，男，27岁，患者于5个月前无明显诱因出现间断性上腹痛，以剑突下为主，空腹时明显，餐后可缓解。于1天前无明显诱因排黑色成形便，共4次，总量约600g，伴心慌、气短，遂于我院急诊就诊。下列药物中对消化性溃疡治疗无效的是
    - A. 丙谷胺
    - B. H_1受体阻断药
    - C. 抗幽门螺杆菌药
    - D. 抗酸药
    - E. 胃黏膜保护药

12. 患者，男，28岁，2天前无明显诱因出现腹痛，为阵发性隐痛，持续2~3min后缓解，患者未给予重视及进一步诊疗。5h前患者无明显诱因出现解黑便，具体量不详，入院后在治疗方案中使用到了氢氧化铝，使用这类药物的目的是

A. 可碱化血液

B. 中和胃酸作用迅速

C. 明显抑制胃酸分泌

D. 具有收敛、止血作用

E. 控制幽门螺杆菌的感染

13. 患者主述腹痛1周，黑便2天。入院前1周，患者进食辛辣食物后出现腹痛，为上腹胀痛，程度中等，可耐受，进食后明显，伴反酸，无恶心、呕吐，无呕血、黑便，无心悸及心前区疼痛，开始未予重视。入院前两天上腹痛较前略加重，排黑色柏油样大便1次，约200g，伴乏力、头晕，无呕血，无咳痰咯血。使用克拉霉素0.5g b.i.d. p.o.，甲硝唑0.4g b.i.d. p.o. 治疗，应用抗菌药的治疗目的是

A. 清除肠道寄生菌

B. 抗幽门螺杆菌

C. 抑制胃酸分泌过多

D. 减轻溃疡症状，促进溃疡愈合

E. 抑制胃蛋白酶活性

14. 患者入院前4天排柏油样黑便，2次/天，每次约150g。1天前呕吐咖啡样胃内容物1次，量约100ml，非喷射性，伴头晕乏力、心悸，无晕厥及四肢湿冷，无腹痛，小便正常。既往史及个人史：高血压病史3年，服用氨氯地平5mg、阿司匹林100mg/d治疗。应用哪种药物治疗疗效更佳

A. 氢氧化铝   B. 碳酸钙

C. 哌仑西平   D. 米索前列醇

E. 阿托品

15. 患者主诉因"反复黑便8个月，加重伴晕厥2个月"入院。患者8个月前无明显诱因出现"沥青色"成形软便，伴头晕，不伴黏液脓血，未诊治。4个月前，患者反复出现黑色便，伴无力、头晕合并晕厥，无明显腹痛、腹胀及里急后重等。使用抑酸药治疗，下列能选择性阻断胃黏膜M胆碱受体而抑制胃酸分泌的药物是

A. 山莨菪碱   B. 后马托品

C. 替仑西平   D. 苯海拉明

E. 东莨菪碱

（三）B1型题

（16～20题共用备选答案）

A. 奥美拉唑   B. 克拉霉素

C. 法莫替丁   D. 麦滋林

E. 碳酸钙

16. 能减少基础胃酸分泌的药物是

17. 能引起反跳性胃酸分泌增加的药物是

18. 对组胺、五肽胃泌素等引起的胃酸分泌有抑制作用的药物是

19. 能促进溃疡愈合并且具有抗炎作用的药物是

20. 可根治幽门螺杆菌感染的药物是

（四）X型题

21. 下列对于抗酸药描述正确的是

A. 直接中和胃酸

B. 可能造成反跳性胃酸分泌增加

C. 减少胃酸分泌

D. 降低胃蛋白酶活性

E. 可单独用于治疗消化性溃疡

22. 下列对米索前列醇描述正确的有

A. 减少胃蛋白酶分泌

B. 增强黏膜细胞的抵抗力

C. 减少胃黏膜血流量

D. 细胞保护作用强

E. 对非甾体抗炎药引起的消化性溃疡有特效

23. 下列药物中能够抑制胃酸分泌的有

A. 氢氧化铝   B. 法莫替丁

C. 雷贝拉唑   D. 哌仑西平

E. 多潘立酮

24. 下列药物中哪些具有抗幽门螺杆菌作用

A. 枸橼酸铋钾   B. 克拉霉素

C. 阿莫西林   D. 甲硝唑

E. 多潘立酮

25. 质子泵抑制药目前使用比较受欢迎，可以用它治疗临床上哪些疾病

A. 上消化道出血   B. 幽门螺杆菌感染

C. 急性肠胃炎   D. 反流性食管炎

E. 慢性食后消化不良

二、问答题

消化性溃疡治疗药物的作用机制及不良反应。

三、病案分析题

患者，男，78岁，主因突发上腹痛6h急诊入院。患者6h前服用"止疼片"后突然出现上腹部锐痛，无放散痛，无恶心、呕吐。患者既往有"胃溃疡"病史10年，未行系统治疗，胃痛时服用"止疼片"后可缓解。

查体：体温38.6℃，心率116次/分钟，腹部平坦，上腹部压痛明显，反跳痛及肌紧张阳性，肠鸣音减弱。

辅助检查：血常规示白细胞7.07×10^9/L，Hb102g/L。粪潜血试验阳性。急诊胃镜示十二指肠球部可见片状充血，前壁可见一个0.4cm×0.5cm凹陷型溃疡，覆白苔，基底部可见裸露血管，未见活动性出血。快速尿素酶检测示 *H. pylori*（＋）。

诊断：十二指肠球部溃疡并出血，*H. pylori*（＋）

治疗方案：

1. 抑酸治疗。给予奥美拉唑20mg静脉滴注，疗程6周。

2. 一周后给予根除 *H. pylori* 治疗。口服埃索美拉唑镁 20mg b. i. d. 、胶体果胶铋胶囊200mg t. i. d. 、克拉霉素500mg b. i. d. ，阿莫西林1000mg b. i. d. ，共2周。2周后继续口服埃索美拉唑镁20mg b. i. d. 3周（抑酸药疗程共6周）。

问题：

1. 临床上用于治疗消化性溃疡的药物有几类？

2. 奥美拉唑的作用机制及临床用途是什么？

3. 为了获得更理想的根治幽门螺杆菌效果，请列举一项临床上常用的联合治疗方案？

（李　晨）

第二十八章　子宫平滑肌兴奋药和抑制药

━━ 大纲要求 ━━

了解
1. 缩宫素的药理作用、临床用途及不良反应。
2. 麦角生物碱的药理作用、临床用途及不良反应。

●○ 复习思考题 ○●

一、选择题

（一）A1型题

1. 缩宫素兴奋子宫叙述正确的是
   A. 妊娠晚期对缩宫素敏感性降低
   B. 小剂量加强子宫底的节律性收缩
   C. 小剂量能引起子宫颈的节律性收缩
   D. 小剂量可引起子宫强直性收缩
   E. 孕激素使子宫对缩宫素敏感性增强

2. 催产剂量的缩宫素可以引起
   A. 肾上腺素的翻转作用
   B. 收缩动、静脉血管
   C. 对孕激素的敏感性更强
   D. 松弛血管平滑肌，但是不引起血压下降
   E. 增加心排血量

3. 缩宫素能够直接兴奋子宫平滑肌的主要机制是
   A. 直接兴奋子宫平滑肌
   B. 激动β_1受体
   C. 激动M受体
   D. 与缩宫素受体结合后产生作用
   E. 激动DA受体

4. 大剂量使用缩宫素能
   A. 使子宫底有节律性地收缩
   B. 使子宫颈产生松弛
   C. 使乳腺腺泡周围肌上皮细胞收缩
   D. 促使胎儿顺利娩出
   E. 使子宫平滑肌持续性强直收缩

5. 垂体后叶素在临床上可以用于肺出血治疗的主要机制是
   A. 收缩小动脉　　　　B. 诱导血小板聚集
   C. 促进凝血因子合成　D. 抑制纤溶系统
   E. 降低毛细血管通透性

6. 麦角生物碱在临床上不能用于催产和引产的主要原因是

   A. 对子宫体兴奋作用强，对子宫颈兴奋作用弱
   B. 兴奋子宫作用维持时间短暂
   C. 对妊娠子宫兴奋不明显
   D. 对妊娠小剂量引起子宫舒张
   E. 剂量稍大引起子宫强直性收缩

7. 下列哪个药物常与咖啡因合用治疗偏头痛
   A. 酚妥拉明　　　　B. 前列腺素
   C. 苯巴比妥　　　　D. 巴比妥
   E. 麦角胺

8. 能引起肾上腺素升压效应翻转的药物是
   A. 利血平　　　　　B. 加压素
   C. 氨基酸麦角碱　　D. 前列腺素
   E. 垂体后叶素

9. 下列药物中不属于子宫平滑肌抑制药的是
   A. 沙丁胺醇　　　　B. 硫酸镁
   C. 前列腺素E_2　　D. 硝苯地平
   E. 吲哚美辛

10. 能拮抗缩宫素对子宫平滑肌收缩作用的药物是
    A. PGs　　　　　　B. 硝苯地平
    C. 麦角胺　　　　　D. 垂体后叶素
    E. 抗利尿激素

（二）A2型题

11. 患者，女，23岁。B超示：妊娠20周，双角子宫，胚胎位于左侧子宫，决定行子宫下段剖宫产术，分离胎盘时出血量多，给予缩宫素治疗后，出血停止。为了达到迅速产生药效的目的，在给药过程中要避免哪种给药途径
    A. 静脉注射　　　　B. 吸入
    C. 静脉推注　　　　D. 口服
    E. 肌内注射

12. 患者，28岁，因孕38周，发现前置胎盘2月余入院。经剖宫产手术分娩出胎儿，在全麻下行人工剥离胎盘术，术后患者生命特征平稳，给予麦角新碱

收缩子宫及维持内环境稳定等对症支持治疗。下列哪项不是这类药物在临床的主要用途

A. 产后出血　　　　　B. 子宫复原

C. 催产及引产　　　　D. 收缩血管

E. 偏头痛

（三）B1 型题

（13～17 题共用备选答案）

A. 麦角胺　　　　　　B. 硫酸镁

C. 氢化麦角碱　　　　D. 垂体后叶素

E. 缩宫素

13. 可与异丙嗪、哌替啶组成冬眠合剂的药物是

14. 可用于治疗偏头痛的药物是

15. 可治疗尿崩症和肺出血的药物是

16. 可预防早产的药物是

17. 可用于催产、引产的药物是

（18～22 题共用备选答案）

A. 硝苯地平　　　　　B. 缩宫素

C. 麦角新碱　　　　　D. 硫酸镁

E. 前列腺素 E

18. 大剂量用于子宫出血和产后子宫复原的药物是

19. 具有中枢抑制作用的药物是

20. 具有降压且能松弛子宫平滑肌的药物是

21. 对于宫体和子宫颈的兴奋作用无明显差异的药物是

22. 对早、中期妊娠均有强大作用的药物是

（四）X 型题

23. 在临床上哪些情况禁用缩宫素催产

A. 子宫收缩复位不良的子宫出血

B. 胎位不正的难产

C. 有剖宫产史

D. 3 次以上的经产妇

E. 产后子宫收缩无力

24. 下列对于缩宫素描述正确的是

A. 促进乳汁排泄

B. 引产和催产

C. 小剂量能松弛血管平滑肌

D. 抗利尿作用

E. 禁用于产道异常

25. 下列哪些是对麦角生物碱类的正确描述

A. 兴奋子宫平滑肌　　B. 收缩血管

C. 阻断 α 受体　　　　D. 保护血管内皮细胞

E. 用于产后止血

26. 前列腺素（PGE$_2$ 和 PGF$_{2\alpha}$）对生殖系统的作用有

A. 可终止早期或中期妊娠

B. 对子宫作用最明显的是 PGE$_2$ 和 PGF$_{2\alpha}$

C. 对各期子宫均有兴奋作用

D. 增强子宫体及子宫颈节律性收缩

E. 临床可用于过期和足月引产

27. 在妊娠期间可以应用硫酸镁来治疗哪些疾病

A. 早产　　　　　　　B. 妊娠高血压综合征

C. 先兆子痫　　　　　D. 胎位不正

E. 产道异常

二、简答题

1. 为什么麦角胺可翻转肾上腺素的升压作用？

2. 为什么小剂量缩宫素可用于催产而麦角新碱则用于产后止血和子宫复原？

三、病案分析题

患者，32 岁，孕 3 产 2，因"停经 80d，阴道流血 1 月余"入院。1 个多月前因阴道流血在当地就诊，B 超可见宫腔内孕囊，予保胎治疗，10 天后仍阴道流血。

查体：生命体征平稳，妇科检查：阴道内有少许暗红血，子宫如孕 3 个月大小，右侧宫角饱满，无压痛，双侧附件区未扪及异常。血红蛋白 101g/L，血 β-hCG 196 636U/L。

辅助检查、特殊检查：B 超检查提示双活胎，宫腔下段妊娠，右侧宫角妊娠。

诊断、治疗：入院后在 B 超监测下行负压吸引术，于子宫下段前壁和右侧宫角均吸出绒毛组织，各约 60g，手术过程顺利，术中出血 300ml。术后予抗感染、缩宫素收缩子宫等治疗。

问题：

1. 简述缩宫素在临床上用于产后出血的药理作用。在使用中的注意事项。

2. 简述缩宫素对子宫平滑肌的作用特点。

（李　晨）

第二十九章　肾上腺皮质激素类药物

═══ 大纲要求 ═══

一、掌握

1. 糖皮质激素的主要药理作用、临床用途、不良反应及应用注意。

2. 糖皮质激素的抗炎作用的特点和基本机制，抗炎作用与抗免疫作用的二重性。

二、熟悉

1. 糖皮质激素的体内过程特点、禁忌证、给药方法。

2. 糖皮质激素用于严重感染的目的和应用原则。

三、了解

糖皮质激素的构效关系。

●○ 复习思考题 ○●

一、选择题

（一）A1型题

1. 关于氢化可的松体内过程的叙述哪项不正确
   - A. 口服可吸收
   - B. 不能注射给药
   - C. 主要在肝中代谢
   - D. 进入血液大部分与皮质激素运载蛋白结合
   - E. 甲状腺功能亢进时，肝灭活皮质激素加速

2. 肝功能不良的患者宜选用下列何种药
   - A. 氢化可的松
   - B. 可的松
   - C. 曲安西龙
   - D. 倍他米松
   - E. 地塞米松

3. 下列不具升高血糖作用的药物是
   - A. 肾上腺素
   - B. 胰岛素
   - C. 胰高血糖素
   - D. 地塞米松
   - E. 甲状腺素

4. 长期应用糖皮质激素患者出现向心性肥胖，主要是因为
   - A. 糖代谢引起
   - B. 蛋白质代谢引起
   - C. 脂肪代谢引起
   - D. 核酸代谢引起
   - E. 水和电解质代谢引起

5. 长期应用糖皮质激素可引起的电解质代谢紊乱是
   - A. 高血钙
   - B. 高血钾
   - C. 低血钾
   - D. 高血磷
   - E. 高血镁

6. 下列药物中属于中效糖皮质激素的是
   - A. 氢化可的松
   - B. 可的松
   - C. 曲安西龙
   - D. 泼尼松

   - E. 倍他米松

7. 下列糖皮质激素中，抗炎作用最强的是
   - A. 氢化可的松
   - B. 可的松
   - C. 泼尼松龙
   - D. 曲安西龙
   - E. 地塞米松

8. 糖皮质激素可诱发感染是由于
   - A. 对抗抗生素的作用
   - B. 增加病原体繁殖能力
   - C. 抑制免疫机制，降低机体抵抗力
   - D. 抑制促肾上腺皮质激素分泌
   - E. 增强病原体活力

9. 糖皮质激素抗毒作用的机制是
   - A. 抗菌作用
   - B. 中和细菌内毒素
   - C. 中和细菌外毒素
   - D. 破坏溶酶体酶
   - E. 提高机体对细菌内毒素的耐受力

10. 糖皮质激素对造血系统的影响，不正确的是
    - A. 刺激骨髓造血，使红细胞及血红蛋白增加
    - B. 使中性粒细胞数目增多
    - C. 增强中性白细胞对炎症区的浸润、吞噬活动
    - D. 在肾上腺皮质功能减退时，促使淋巴组织增生
    - E. 提高纤维蛋白原浓度，缩短凝血酶原时间

11. 糖皮质激素的一般剂量长期疗法中，隔晨给药法最好选择的药物是
    - A. 氢化可的松
    - B. 可的松
    - C. 泼尼松龙
    - D. 地塞米松
    - E. 倍他米松

12. 糖皮质激素治疗慢性炎症是由于
    - A. 降低毛细血管通透性

B. 减轻渗出、水肿

C. 减轻前列腺素的释放

D. 抑制肉芽组织增生，防止粘连及瘢痕形成

E. 抑制NO的生成

13. 下列哪种疾病可用糖皮质激素治疗

A. 水痘 　　　　　B. 麻疹

C. 多发性皮肌炎 　D. 糖尿病

E. 消化性溃疡

14. 治疗肾病综合征主要是由于糖皮质激素具有

A. 抗炎作用 　　　B. 免疫抑制剂作用

C. 抗过敏作用 　　D. 抗毒作用

E. 抗休克作用

15. 在眼科疾病中，糖皮质激素禁用于

A. 视神经炎 　　　B. 视网膜炎

C. 角膜溃疡 　　　D. 角膜炎

E. 虹膜炎

16. 中毒性菌痢，应用足量有效抗菌药物的前提下，合用糖皮质激素目的是

A. 减轻腹泻

B. 减轻腹痛

C. 提高机体对内毒素的耐受能力

D. 中和内毒素

E. 提高抗生素的抗菌作用

17. 不宜选用糖皮质激素治疗的疾病是

A. 中毒性菌痢 　　B. 流行性脑膜炎

C. 病毒性感染 　　D. 猩红热

E. 败血症

18. 糖皮质激素对中枢的作用是

A. 先兴奋后抑制 　B. 先抑制后兴奋

C. 无任何影响 　　D. 降低中枢的兴奋性

E. 提高中枢的兴奋性

19. 长期应用糖皮质激素，突然停药引起肾上腺危象是因为

A. 肾上腺激素大量释放

B. 肾上腺皮质萎缩

C. 原病复发或恶化

D. ACTH分泌突然增多

E. 以上都不是

20. 长期应用糖皮质激素后，垂体分泌ATCH的功能需多少时间恢复

A. 停药后即恢复 　B. 1～2个星期恢复

C. 1～2个月恢复 　D. 3～6个月恢复

E. 半年以上

（二）A2型题

21. 患者，女，45岁。有轻度甲状腺功能亢进病史3年，同时患支气管哮喘，合用药物1年，出现皮肤变薄、满月脸、尿糖（＋）。请问此不良反应是下列

哪一种药物所致

A. 卡比马唑

B. 曲安西龙

C. 沙丁胺醇（哮喘严重时使用）

D. 甲硫氧嘧啶（与卡比马唑交替使用）

E. 氨茶碱

22. 患儿，男，3岁，接种牛痘3日后，出现发热。查体：体温39℃，呼吸34次/分，心率100次/分，两肺底有湿啰音。不宜使用的药物是

A. 地西泮 　　　　B. 阿司匹林

C. 泼尼松 　　　　D. 头孢氨苄

E. 氯丙嗪

23. 患者，女，33岁，因外伤致失血性休克。输注大量全血1周后，全身皮下散在紫癜，血小板低于10万（正常值10万～30万）。此时治疗药物应该是

A. 氨甲苯酸 　　　B. 肾上腺素

C. 阿司匹林 　　　D. 地塞米松

E. 麻黄碱

24. 患者，男，34岁，2天来因肩周痛口服阿司匹林，0.6g t. i. d.，突然出现喘息、气促、胸闷等呼吸困难症状，注射肾上腺素及给予抗过敏药物无效，既往无哮喘史，应首先考虑哪种处理

A. 应用麻黄碱

B. 应用异丙肾上腺素

C. 应用苯海拉明

D. 停用阿司匹林同时加用地塞米松

E. 停用阿司匹林

25. 患者，女，30岁。双腕、手指近端指间关节肿痛2年，加重1个月。诊断：类风湿关节炎。给予泼尼松等药物治疗后，出现恶心、反酸、上腹部不舒服，此症状可能为

A. 泼尼松的不良反应

B. 阿司匹林的不良反应

C. 青霉胺的不良反应

D. 病情恶化

E. 进食不当

26. 患者，男，50岁，诊断为急性粟粒性肺结核，医生给他肌内注射链霉素，每日2次，一次0.75g，同时口服泼尼松20mg/次，1日3次。治疗数日后，患者体温下降，症状好转，但不久病情恶化，以致死亡。患者可能死于下列哪种原因

A. 链霉素剂量不够

B. 泼尼松剂量不够

C. 泼尼松抑制机体免疫力，单用链霉素不足以控制感染

D. 泼尼松口服效果较差，应选择用氢化可的松静脉滴注

E. 应改用地塞米松治疗

27. 患者，女，35岁，患甲亢6年，并患有支气管哮喘，治疗期间合用下列药物1年，出现皮肤变薄、多毛、尿糖（+++）、肌无力等临床表现。这些临床表现为下列何药的不良反应
  A. 甲巯咪唑   B. 倍氯米松
  C. 沙丁胺醇   D. 甲硫氧嘧啶
  E. 氨茶碱

28. 患者，女，45岁，患系统性红斑狼疮6年，一直用糖皮质激素持续治疗。现该病病情稳定，拟停用该药。请问防治医源性肾上腺皮质功能不全的方法是停用糖皮质激素后连续应用ACTH多少天
  A. 3   B. 5   C. 7
  D. 9   E. 12

29. 患者，女，52岁，有系统性红斑狼疮史6年，长期应用糖皮质激素采用隔晨疗法治疗。此疗法的优点是可避免
  A. 升高血压
  B. 反跳现象
  C. 反馈性抑制下丘脑-垂体-肾上腺轴
  D. 诱发感染
  E. 诱发溃疡

30. 某患者，突发高热、呕吐、惊厥，数小时后出现面色苍白、四肢厥冷、脉搏细速，血压下降至休克水平。经实验室检查诊断为暴发型流脑所致感染中毒性休克，应采取的抗休克药物为
  A. 阿托品   B. 酚妥拉明
  C. 右旋糖酐   D. 糖皮质激素
  E. 肾上腺素

（三）B1型题

（31～35题共用备选答案）
  A. 反跳现象
  B. 真菌性口炎
  C. 肾上腺皮质次全切除后
  D. 系统性红斑狼疮
  E. 中毒性菌痢

31. 大剂量糖皮质激素突击疗法用于
32. 小剂量糖皮质激素替代疗法用于
33. 糖皮质激素不能用于治疗
34. 长期应用糖皮质激素可治疗
35. 长期应用糖皮质激素突然停药可引起

（36～40题共用备选答案）
  A. 水钠潴留
  B. 抑制蛋白质合成
  C. 促进胃酸分泌
  D. 抑制免疫功能，只抗炎不抗菌
  E. 升高血糖

36. 糖皮质激素禁用于低血钾患者是因为
37. 糖皮质激素禁用于创伤修复期患者是因为
38. 糖皮质激素禁用于糖尿病患者是因为
39. 糖皮质激素禁用于胃溃疡患者是因为
40. 糖皮质激素禁用于水痘患者是因为

（四）X型题

41. 宜用糖皮质激素治疗的疾病是
  A. 荨麻疹   B. 湿疹
  C. 麻疹   D. 风湿性心肌炎
  E. 肾病综合征

42. 糖皮质激素解热作用的机制是
  A. 抑制中性粒细胞释放致热因子
  B. 抑制机体的产热过程
  C. 抑制体温中枢对致热因子的敏感性
  D. 扩张血管，促进散热过程
  E. 使NO合成减少

43. 长期使用糖皮质激素治疗的患者，饮食应该
  A. 低盐   B. 低糖
  C. 低脂   D. 高蛋白
  E. 多饮水

44. 糖皮质激素的禁忌证有
  A. 水痘   B. 严重高血压
  C. 枯草热   D. 霉菌感染
  E. 癫痫

45. 糖皮质激素的不良反应有
  A. 低血钾   B. 高血压
  C. 骨质疏松   D. 高血糖
  E. 荨麻疹

46. 糖皮质激素小剂量替代疗法的适应证是
  A. 结缔组织病   B. 肾病综合征
  C. 呆小病   D. 阿狄森病
  E. 垂体前叶功能减退

47. 糖皮质激素对血液和造血系统的作用有
  A. 嗜酸性粒细胞增加   B. 淋巴组织增生
  C. 中性粒细胞数增多   D. 血小板增多
  E. 红细胞增多

48. 应用糖皮质激素出现反跳现象的主要原因包括
  A. 用量不足   B. 用量过大
  C. 出现应激现象   D. 长期用药减量过快
  E. 长期用药突然停药

49. 糖皮质激素的药理作用包括
  A. 抗炎   B. 免疫抑制
  C. 抗病毒   D. 抗休克
  E. 抗过敏

50. 关于糖皮质激素抗炎作用特点的描述，正确的是
  A. 稳定溶酶体膜，阻止补体参与炎症反应
  B. 减轻充血、抑制吞噬细胞的功能

C. 促进肉芽组织生成，加速组织修复

D. 降低毛细血管的通透性，抑制炎症细胞向炎症部位移动

E. 阻止炎症介质发生反应

二、简答题

1. 简述糖皮质激素的用法及适应证。

2. 简述长期大量应用糖皮质激素引起的不良反应。

3. 简述糖皮质激素的禁忌证。

4. 简述糖皮质激素药理作用、适应证、不良反应及并发症、用药注意事项。

三、案例分析题

1. 患者，男，60岁，体温41℃，心率120次/分，咳嗽、咳痰，血压80/50mmHg，临床诊断为感染中毒性休克。

（1）可选以下哪几种处理措施

A. 扩容，改善微循环

B. 冬眠疗法

C. 肾上腺素

D. 足量有效抗感染药物

E. 大剂量糖皮质激素

（2）若经上述处理后症状、体征好转，应及早停用上述何种药物?

2. 患者，男，46岁，工人。因发热、心慌、血沉100mm/h，诊断为风湿性心肌炎。无高血压及溃疡病史。入院后接受抗风湿治疗，泼尼松每日30～40mg口服，用药至第12日，血压上升至150/100mmHg，用药至第15日，上腹不适，有压痛，第24日发现黑便，第28日大量呕血，血压70/50mmHg，呈休克状态。被诊断为糖皮质激素诱发高血压和胃溃疡出血。迅速输血1600ml后，立刻进行剖腹探查，术中发现胃内有积血，胃小弯部有溃疡，立即作胃次全切除术。术后停用糖皮质激素，改用其他药物治疗。

问题：

（1）糖皮质激素为何能诱发胃溃疡出血?

（2）糖皮质激素的不良反应有哪些?

（罗海芸）

第三十章　甲状腺激素及抗甲状腺药

大纲要求

一、掌握

硫脲类抗甲状腺药的药理作用、作用机制、用途。

二、熟悉

甲状腺激素的生物合成。

三、了解

1. 抗甲状腺药的分类。
2. 硫脲类药物的不良反应。
3. 其他抗甲状腺药的特点。

复习思考题

一、选择题

（一）A1 型题

1. 甲状腺激素主要作用于
   - A. 核内 T_3 受体
   - B. 核内 T_4 受体
   - C. 核内 T_3、T_4 受体
   - D. 线粒体受体
   - E. 膜上受体

2. 治疗呆小病应选择下列哪种药物
   - A. 放射性碘
   - B. 甲状腺素
   - C. 丙硫氧嘧啶
   - D. 普萘洛尔
   - E. 小剂量碘剂

3. 下列哪种作用与甲状腺激素的药理作用无关
   - A. 维持生长发育
   - B. 升高血压
   - C. 减慢心率
   - D. 提高基础代谢率
   - E. 兴奋中枢

4. 硫脲类抗甲状腺药的主要作用机制是
   - A. 破坏甲状腺组织
   - B. 抑制过氧化物酶，使甲状腺激素合成减少
   - C. 阻止甲状腺细胞对碘的摄入
   - D. 抑制甲状腺球蛋白水解酶
   - E. 抑制下丘脑-垂体-甲状腺轴，使甲状腺激素合成减少

5. 需在体内转化成甲巯咪唑而发挥抗甲状腺作用的是
   - A. 他唑巴坦
   - B. 甲硫氧嘧啶
   - C. 格列苯脲
   - D. 卡比马唑
   - E. 丙硫氧嘧啶

6. 卡比马唑（甲亢平）抗甲亢的作用机制是
   - A. 抑制 T_4 转化为 T_3
   - B. 抑制过氧化物酶
   - C. 抑制蛋白水解酶
   - D. 抑制 β 受体
   - E. 直接破坏甲状腺

7. 下列哪种药物长期服用口内可出现金属味
   - A. 甲状腺激素
   - B. 甲巯咪唑
   - C. 碘及碘化物
   - D. 普萘洛尔
   - E. 丙硫氧嘧啶

8. 甲亢手术前给予复方碘溶液的目的是
   - A. 降低血压
   - B. 抑制呼吸道腺体分泌
   - C. 降低血压增强患者对手术的耐受性
   - D. 使甲状腺腺体变大，便于手术操作
   - E. 使甲状腺腺体变小，血管网减少，变韧，利于手术

9. 大剂量碘产生抗甲状腺作用的机制是
   - A. 抑制碘泵
   - B. 抑制甲状腺激素的释放
   - C. 阻断 β 受体改善甲亢的症状
   - D. 加快甲状腺激素的灭活
   - E. 直接破坏甲状腺组织

10. 下列哪种药物可用于术后复发的甲亢
    - A. 甲状腺素
    - B. 小剂量碘剂
    - C. 丙硫氧嘧啶
    - D. 大剂量碘剂
    - E. 放射性碘

（二）A2 型题

11. 患者，女，45 岁。患甲亢 4 年，经多种方法治疗后病情仍难控制，需行甲状腺部分切除术，正确的术前准备应包括
    - A. 术前 2 周给予丙硫氧嘧啶+普萘洛尔
    - B. 术前 2 周给予丙硫氧嘧啶+小剂量碘剂
    - C. 术前 2 周给予丙硫氧嘧啶+大剂量碘剂

D. 术前2周给予丙硫氧嘧啶

E. 术前2周给予卡比马唑

12. 患者，女，39岁，患有Graves病行放射治疗1年后，出现乏力、畏寒、记忆力减退；呈特殊面容，眼睑水肿，毛发稀疏而干脆，声音嘶哑，食欲不振，T_3水平明显下降。应选用的药物是

A. 卡比马唑　　　　　B. 泼尼松龙

C. 胰岛素　　　　　　D. 甲状腺素

E. 地塞米松

13. 患者，女，43岁，甲状腺肿大伴多汗、多食、消瘦、心悸、烦躁，根据放射性同位素扫描及血T_3、T_4检查，诊断为甲亢。服用丙硫氧嘧啶一段时间后，症状控制不好，甲状腺肿大明显，需行手术治疗，此时应

A. 服用碘剂

B. 继续服用丙硫氧嘧啶

C. 用普萘洛尔控制心率

D. 辅助治疗

E. 以上都要

14. 患者，女，43岁，甲状腺肿大伴烦躁、消瘦、心悸、多汗，根据放射性同位素扫描及血T_3、T_4检查，诊断为甲亢。服用丙硫氧嘧啶一段时间后，症状控制不好，甲状腺肿大明显，需行手术治疗。甲亢术前准备正确给药应是

A. 先给碘化物，术前2周再给硫脲类

B. 先给硫脲类，术前2周再给碘化物

C. 只给硫脲类

D. 只给碘化物

E. 两者都不给

15. 患者，女，33岁，甲状腺肿大伴多汗、多食、消瘦、心悸、烦躁，根据放射性同位素扫描及血T_3、T_4检查，诊断为甲亢。治疗时碘化物不能单独用于甲亢内科治疗的原因是

A. 使甲状腺组织退化

B. 使腺体增大、肥大

C. 使甲状腺功能减退

D. 使甲状腺功能亢进

E. 失去抑制激素合成的效应

（三）B1型题

（16～18题共用备选答案）

A. 氯磺丙脲　　　　　B. 卡比马唑

C. 三碘甲状腺原氨酸　D. 丙硫氧嘧啶

E. 美托洛尔

16. 妊娠期甲亢患者较宜选择的抗甲状腺药物是

17. 可用于治疗黏液性水肿的药物是

18. 甲亢患者伴高血压宜选用的治疗药物是

（19～21题共用备选答案）

A. 卡比马唑　　　　　B. 丙硫氧嘧啶

C. 甲状腺素　　　　　D. 碘化钾

E. 阿苯达唑

19. 能抑制T_4转化为T_3的抗甲状腺药物是

20. 可造成上呼吸道水肿及严重喉头水肿的药物是

21. 治疗呆小症应首选的药物是

（四）X型题

22. 甲状腺激素可用于治疗

A. 呆小病　　　　　　B. 甲亢

C. 黏液性水肿　　　　D. 甲状腺危象

E. 单纯性甲状腺肿

23. 硫脲类药物可用于治疗下列哪些疾病

A. 轻症甲亢　　　　　B. 甲状腺术前准备

C. 青少年甲亢　　　　D. 甲亢术后复发

E. 甲状腺危象

24. 普萘洛尔治疗甲亢的药理学基础是

A. 抑制甲状腺激素的合成

B. 拮抗TSH，促进腺体增生

C. 阻断β受体，改善甲亢的症状

D. 抑制外周T_4转化为T_3

E. 与硫脲类药物合用疗效迅速而显著

25. 大剂量碘剂的主要临床应用包括

A. 甲亢的术前准备　　B. 甲亢的内科治疗

C. 单纯性甲状腺肿　　D. 甲状腺危象

E. 黏液性水肿

26. 下列哪种药物不能用于甲状腺危象的治疗

A. 甲状腺素　　　　　B. 小剂量碘剂

C. 大剂量碘剂　　　　D. 普萘洛尔

E. 放射性碘

二、问答题

1. 简述^{131}I的禁忌证。

2. 试述甲亢患者术前应用硫脲类药物和碘剂的目的。

三、病案分析题

患者，女，32岁，甲亢6年，疏于治疗，长期不愈，临床疑诊甲亢性心脏病，心功能Ⅱ级，甲状腺Ⅰ度肿大，甲状腺吸碘率3h 68%，24h 91%，下列哪项治疗应首先考虑（　　　　）

A. 甲巯咪唑　　　　　B. 丙硫氧嘧啶

C. 手术治疗　　　　　D. 甲巯咪唑＋普萘洛尔

E. ^{131}I

（罗海芸）

第三十一章　胰岛素及口服降血糖药

══ 大纲要求 ══

一、掌握

胰岛素的药理作用、临床应用和不良反应。

二、熟悉

1. 双胍类、噻唑烷二酮类的药理作用、临床应用和不良反应。

2. 磺酰脲类及非磺酰脲类的药理作用、临床应用和不良反应。

三、了解

其他类型的降糖药。

●○ 复习思考题 ○●

一、选择题

（一）A1型题

1. 关于胰岛素下列叙述不正确的是

　A. 口服有效

　B. 酸性蛋白质

　C. 长效胰岛素不能静脉滴注给药

　D. 糖蛋白锌胰岛素为长效胰岛素

　E. 主要在肝、肾脏灭活

2. 胰岛素的药理作用不包括

　A. 降低血糖　　　　B. 抑制脂肪分解

　C. 促进蛋白质合成　D. 促进糖原异生

　E. 促进K^+进入细胞

3. 下列属于长效胰岛素的药物是

　A. 精蛋白锌胰岛素　B. 珠蛋白锌胰岛素

　C. 低精蛋白锌胰岛素　D. 正规胰岛素

　E. 以上都不是

4. 不属于胰岛素不良反应的是

　A. 低血糖　　　　　B. 酮血症

　C. 过敏反应　　　　D. 脂肪萎缩

　E. 休克

5. 具有胰岛素抵抗的患者宜选用

　A. 正规胰岛素　　　B. 胰岛素增敏剂

　C. 硫脲类药物　　　D. 双胍类药物

　E. α-葡萄糖苷酶抑制剂

6. 氯磺丙脲治疗糖尿病的适应证是

　A. 切除胰岛素的糖尿病

　B. 重症糖尿病

　C. 酮症酸中毒

　D. 胰岛功能尚存的2型糖尿病且单用饮食控制无效

　E. 低血糖昏迷

7. 对正常人血糖水平无影响的降血糖药是

　A. 胰岛素　　　　　B. 罗格列酮

　C. 格列齐特　　　　D. 二甲双胍

　E. 瑞格列奈

8. 下列有关瑞格列奈的叙述错误的是

　A. 禁用于糖尿病肾病患者

　B. 适用于2型糖尿病患者

　C. 一种促胰岛素分泌剂

　D. 促进储存的胰岛素分泌

　E. 可以模仿胰岛素的生理性分泌

9. 下列何种药物有抗利尿作用

　A. 双香豆素　　　　B. 保泰松

　C. 胰岛素　　　　　D. 肾上腺素

　E. 氯磺丙脲

10. 通过抑制α-葡萄糖苷酶，减少葡萄糖吸收的是

　A. 吡格列酮　　　　B. 格列本脲

　C. 艾塞那肽　　　　D. 阿卡波糖

　E. 罗格列酮

（二）A2型题

11. 患者，男，65岁。既往患糖尿病多年，长期服用磺酰脲类降糖药，近日因血糖明显升高，而口服磺酰脲类降糖药控制不理想，遂改用注射胰岛素。但注射正规胰岛素后突然出现出汗、心悸、震颤，继而出现昏迷，此时该患者应采取何种抢救措施

　A. 加用一次胰岛素

　B. 口服糖水

　C. 静脉注射50%葡萄糖溶液

　D. 静脉注射糖皮质激素

E. 心内注射肾上腺素

12. 患者，女，60岁。既往糖尿病史10年，近日并发大叶性肺炎。查体：呼吸35次/分，心率105次/分，血压12/8kPa（90/60mmHg）。但呼出气体有丙酮味，意识模糊。尿酮呈强阳性，血糖500mg/dl。应选的治疗药物为
A. 甲状腺素　　　　B. 珠蛋白锌胰岛素
C. 格列齐特　　　　D. 正规胰岛素
E. 低精蛋白锌胰岛素

13. 患者，男，58岁，既往糖尿病史5年，长期使用磺酰脲类降血糖药。1个月前合并肺结核，又合用抗结核药及退热药，血常规检查示粒细胞减少，这是哪一种药的不良反应
A. 阿司匹林　　　　B. 链霉素
C. 胰岛素　　　　　D. 氯磺丙脲
E. 异烟肼

14. 患者，男，55岁，有10年糖尿病史。近1年来并发肺结核，日常患多次肺炎或支气管炎，长期腹部皮下注射药物，造成注射部位脂肪萎缩，这是由下列哪一种药物引起
A. 青霉素　　　　　B. 庆大霉素
C. 链霉素　　　　　D. 胰岛素
E. 头孢唑啉

15. 患者，男，64岁，体重80kg，以"多饮、多尿5年"的主诉入院，临床诊断为"2型糖尿病"。入院查体：T36.5℃，BP146/85mmHg，BMI 26kg/m²，腰围100cm，腹围108cm，糖化血红蛋白7.5%。空腹血糖8.0mmol/L。下列药物中，肥胖的2型糖尿病患者首选的是
A. 阿卡波糖　　　　B. 二甲双胍
C. 胰岛素　　　　　D. 氯磺丙脲
E. 格列齐特

（三）B1型题
（16～18题共用备选答案）
A. 甲苯磺丁脲　　　B. 氯磺丙脲
C. 格列苯脲　　　　D. 二甲双胍
E. 正规胰岛素

16. 降血糖作用最弱的药物是
17. 降血糖作用持续时间最长的药物是
18. 单用饮食控制无效，肥胖的糖尿病患者最好选用
（19～21题共用备选答案）
A. 氯磺丙脲　　　　B. 格列齐特
C. 二甲双胍　　　　D. 丙硫氧嘧啶

E. 胰岛素

19. 具有抗利尿素作用的降血糖药物是
20. 下列哪种药物对胰岛功能丧失的糖尿病患者无效
21. 1型糖尿病患者宜选用
（四）X型题
22. 下列哪些药物属于中效胰岛素
A. 正规胰岛素　　　B. 精蛋白锌胰岛素
C. 珠蛋白锌胰岛素　D. 低精蛋白锌胰岛素
E. 以上都是

23. 引起胰岛素慢性耐受的原因包括
A. 产生抗胰岛素抗体
B. 靶细胞胰岛素受体数目减少
C. 胰岛素体内代谢灭活速率加快
D. 靶细胞膜上的葡萄糖转运失常
E. 血中游离脂肪酸和酮体增多

24. 下列有关磺酰脲类药物相互作用，叙述正确的是
A. 双香豆素合用可引起低血糖反应
B. 消耗性患者易发生低血糖反应
C. 氢氯噻嗪合用易引起低血糖反应
D. 黄疸患者易发生低血糖反应
E. 糖皮质激素可降低其降糖作用

25. 不能用于静脉给药的胰岛素制剂是
A. 正规胰岛素　　　B. 珠蛋白锌胰岛素
C. 低精蛋白锌胰岛素　D. 精蛋白锌胰岛素
E. 单组分胰岛素

26. 磺酰脲类降糖作用的机制是
A. 刺激胰岛B细胞释放胰岛素
B. 抑制胰岛素释放
C. 减少食物吸收
D. 增加胰岛素与靶组织结合能力
E. 降低血清糖原水平

二、问答题
1. 简述胰岛素的适应证及不良反应。
2. 口服降糖药包括哪几类？每类的代表药物是什么？
3. 简述磺酰脲类药物的药理作用及临床应用。

三、案例分析题
患者，女，56岁，以"多饮、多尿5年"主诉入院。入院查体：T 36℃，BP 142/85mmHg，HR 90次/分钟，BMI 27.54kg/m²，糖化血红蛋白9.5%，空腹血糖8.01mmol/L，监测血糖结果见早餐后2h血糖13.02mmol/L。临床诊断为"2型糖尿病"。
问题：该2型糖尿病可考虑选用何药治疗？列举选药依据。

（罗海芸）

第三十二章　抗菌药物概论

━━━━◆◇ 大纲要求 ◇◆━━━━

一、掌握

1. 化学治疗药物、抗菌谱、抗菌活性、化疗指数、抗菌药、抗菌后效应。
2. 耐药性和耐受性的概念及区别。

二、熟悉

1. 化学治疗、抑菌药、杀菌药、抗生素、广谱抗生素。
2. 抗菌药物的合理应用。

三、了解

1. 细菌耐药性产生的机制。
2. 抗菌药作用机制。

━━━━◆●○ 复习思考题 ○●◆━━━━

一、选择题

（一）A1型题

1. 抗菌活性是指
   A. 药物的抗菌范围　　　B. 药物的抗菌浓度
   C. 药物的理化性质　　　D. 药物的抗菌能力
   E. 药物的治疗指数

2. 细菌的耐药性是指
   A. 长期或反复用药机体对药物的敏感性降低，需加大剂量才能保持疗效
   B. 长期或反复用药细菌对药物的敏感性降低或消失
   C. 细菌代代相传对药物的不敏感性
   D. 患者对抗菌药物产生依赖性
   E. B+C项

3. 下列哪类药物是细菌繁殖期杀菌剂
   A. 青霉素类　　　　　　B. 氯霉素类
   C. 四环素类　　　　　　D. 磺胺类
   E. 氨基糖苷类

4. 下列有关抗菌药作用机制的叙述哪项是错误的
   A. β-内酰胺类抗生素抑制细胞壁合成
   B. 氟喹诺酮类抑制阻碍DNA合成
   C. 磺胺类抑制RNA多聚酶
   D. 氨基糖苷类抑制蛋白质合成的多个环节
   E. 多黏菌素类与细菌细胞膜的磷脂结合使细胞壁通透性增加

5. 与细菌耐药性产生无关的是
   A. 细菌产生β-内酰胺酶水解青霉素
   B. 细菌产生钝化酶灭活氨基糖苷类抗生素
   C. 细菌内靶位结构的改变

D. 细菌改变对抗菌药的通透性，降低抗菌药在菌体内的浓度
E. 细菌产生的内毒素增多

6. 化疗指数是指
   A. LD_5/ED_{50}　　B. ED_{95}/LD_5　　C. LD_{50}/ED_{50}
   D. ED_{50}/LD_{50}　　E. LD_1/ED_{99}

7. 抑制DNA回旋酶，使DNA复制受阻，导致DNA降解而细菌死亡的药物是
   A. 甲氧苄啶　　　　　　B. 诺氟沙星
   C. 利福平　　　　　　　D. 红霉素
   E. 对氨基水杨酸

8. 与核糖体30S亚基结合，阻止氨酰tRNA进入A位的抗菌药是
   A. 四环素　　B. 链霉素　　　C. 庆大霉素
   D. 氯霉素　　E. 克林霉素

9. 下列药物组合有协同作用的是
   A. 青霉素+螺旋霉素　　B. 青霉素+四环素
   C. 青霉素+氯霉素　　　D. 青霉素+庆大霉素
   E. 青霉素+红霉素

10. 抗菌药物联合用药的目的不包括
    A. 提高疗效　　　　　　B. 扩大抗菌范围
    C. 减少耐药性的发生　　D. 延长作用时间
    E. 降低毒性

（二）A2型题

11. 患者，女，18岁。目前被确诊为暴发型流行性脑脊髓膜炎，曾因慢性肾病入院治疗，应首选哪个药物治疗
    A. 磺胺嘧啶（SD）　　B. 青霉素G
    C. 利福平　　　　　　D. 头孢呋辛

E. 复方新诺明

12. 患者，男，30岁。患斑疹伤寒，应首先哪个药物治疗
    A. 羧苄西林　　　　　B. 四环素
    C. 复方新诺明　　　　D. 氯霉素
    E. 氨苄西林

13. 某女，29岁，记者。因采访任务需进入疟原虫发病疫区，可作病因性疟疾预防的首选药物是
    A. 伯氨喹　　B. 奎宁　　　C. 青蒿素
    D. 氯喹　　　E. 乙胺嘧啶

14. 患者，女，28岁。因发热原因不明入院，经实验室检查诊断为草绿色链球菌引起的细菌性心内膜炎，应选择的治疗方案是
    A. 红霉素+青霉素G
    B. 庆大霉素+青霉素G
    C. 链霉素+青霉素G
    D. 氨苄西林+阿莫西林
    E. 阿米卡星+妥布霉素

15. 患者，女，18岁，上呼吸道感染、高热，青霉素皮试阳性，宜选用下列何药治疗
    A. 红霉素　　　　　　B. 羧苄西林
    C. 阿莫西林　　　　　D. 卡那霉素
    E. 头孢氨苄

（三）B1型题

（16~20题共用备选答案）
    A. 利福平　　B. 万古霉素　　　C. 林可霉素
    D. 头孢唑啉　E. 庆大霉素

16. 与核糖体50S亚基结合，抑制蛋白质合成

17. 抑制依赖DNA的RNA多聚酶，阻碍mRNA合成

18. 抑制黏肽合成酶，使细菌细胞壁缺损

19. 多环节阻碍细菌蛋白质合成

20. 抑制肽聚糖合成，阻碍细胞壁形成

（四）X型题

21. 化疗药物包括
    A. 抗菌药　　　　　　B. 抗恶性肿瘤药
    C. 抗寄生虫药　　　　D. 抗病毒药
    E. 抗真菌药

22. 关于化疗指数下列说法正确的是
    A. 评价化疗药物的临床应用价值和安全度
    B. 半数致死量与半数有效量的比值
    C. 5%的致死量与95%的有效量的比值
    D. 以LD_5/ED_{95}表示
    E. ED_{50}/LD_{50}

23. 关于抗菌药物的作用机制，下列哪些是正确的
    A. 青霉素抑制转肽酶，阻碍细菌细胞壁的合成
    B. 利福平抑制依赖DNA的RNA多聚酶
    C. 喹诺酮类抑制DNA回旋酶

D. 氨基糖苷类抑制细菌蛋白质合成的多个环节
    E. 庆大霉素与细菌胞质膜磷脂结合，使胞质膜通透性增加

24. 抑制细菌细胞壁合成的药物有
    A. 青霉素　　　　　　B. 头孢菌素
    C. 链霉素　　　　　　D. 万古霉素
    E. 环丝氨酸

25. 影响细菌胞质膜通透性的药物有
    A. 万古霉素　　　　　B. 青霉素
    C. 红霉素　　　　　　D. 制霉菌素
    E. 林可霉素

26. 抑制细菌蛋白质合成的药物有
    A. 链霉素　　　　　　B. 庆大霉素
    C. 林可霉素　　　　　D. 四环素
    E. 红霉素

27. 抑制细菌核酸合成的药物有
    A. 青霉素　　　　　　B. 磺胺米隆
    C. 四环素　　　　　　D. 喹诺酮
    E. 利福平

28. 采用那些措施可减少细菌耐药性的产生
    A. 严格掌握抗菌药物的适应证
    B. 给予足够的剂量和疗程
    C. 尽量避免局部用药
    D. 有计划地轮换用药
    E. 必要的联合用药

29. 不能获得协同作用的药物组合是
    A. 青霉素+四环素　　B. 头孢菌素类+氯霉素
    C. 青霉素+红霉素　　D. 青霉素+庆大霉素
    E. 克拉维酸+磺胺类

30. 肾功能不全的患者应避免用下列哪些抗菌药物
    A. 氯霉素　　　　　　B. 万古霉素
    C. 两性霉素B　　　　D. 庆大霉素
    E. 青霉素

二、问答题

1. 简述抗菌药物的作用机制，并举例说明。
2. 简述细菌产生耐药性的机制。
3. 抗菌药物按化学结构分为哪几类？

三、病案分析题

患者，男，58岁，因患肺感染住院治疗。医生给予头孢哌酮/舒巴坦（2g/次，2次/日）静脉注射。用药10天后，患者出现腹泻，水样便每日10余次，伴有阵发性腹部绞痛，发热（38.5℃）。血常规检查：WBC $10×10^9/L$。

问题：

1. 简述患者腹泻的原因。
2. 针对患者的情况，应如何处理？

（黄　宁）

第三十三章 β-内酰胺类抗生素

大纲要求

一、掌握

1. β-内酰胺类抗生素的概念和分类。

2. 抗菌作用机制。

3. 天然青霉素——青霉素 G 的抗菌谱、临床应用、不良反应及过敏性休克防治措施。

4. 各代头孢菌素类药物的药理学特点比较。

二、熟悉

1. 半合成青霉素类药物的分类及代表药物。

2. 半合成青霉素类药物的抗菌特点及应用。

3. β-内酰胺酶抑制药及其复方制剂的特点。

三、了解

1. 青霉素 G 的体内过程、抗菌作用特点。

2. 细菌的耐药性及机制。

复习思考题

一、选择题

（一）A1 型题

1. 不属于β-内酰胺类抗生素的是

  A. 青霉素类   B. 头孢菌素类

  C. 头霉素类   D. 硫霉素类

  E. 林可霉素类

2. β-内酰胺类抗生素的作用靶点是

  A. 细菌外膜   B. 黏肽层

  C. 细胞质   D. 黏液层

  E. PBPs

3. 青霉素类抗生素的主要抗菌机制是

  A. 增加细胞质膜的通透性

  B. 抑制胞壁黏肽合成

  C. 抑制细菌蛋白质合成

  D. 抑制二氢叶酸还原酶活性

  E. 抑制 RNA 多聚酶活性

4. 青霉素 G 在体内的主要消除方式是

  A. 被血浆酶破坏   B. 经肝脏代谢

  C. 随胆汁排泄   D. 肾小管分泌

  E. 肾小球滤过

5. 青霉素 G 的体内过程特点正确的叙述是

  A. 口服易吸收

  B. 主要分布于细胞内液

  C. 主要以原形随尿排出

  D. 脂溶性高

  E. 血浆蛋白结合率高

6. 有关青霉素 G 的错误叙述是

  A. 价格低廉   B. 毒性低

  C. 水溶液性质稳定   D. 钠盐易溶于水

  E. 可引起过敏性休克

7. 下列不属于青霉素 G 的抗菌谱的是

  A. 脑膜炎双球菌   B. 肺炎球菌

  C. 破伤风杆菌   D. 伤寒杆菌

  E. 钩端螺旋体

8. 青霉素的长效制剂是

  A. 青霉素 G   B. 氨苄西林

  C. 苯唑西林   D. 羧苄西林

  E. 苄星青霉素

9. 葡萄球菌产生的青霉素酶主要分解

  A. 7-氨基头孢烷酸   B. 侧链

  C. 6-氨基青霉烷酸   D. β-内酰胺环

  E. 噻唑烷环

10. 下列哪一项是青霉素类抗生素共同的特点

  A. 抗菌谱广

  B. 耐酸，口服有效

  C. 耐β-内酰胺酶

  D. 主要用于革兰氏阴性细菌感染

  E. 相互有交叉过敏反应，可致过敏性休克

11. 肺炎球菌引起的大叶性肺炎首选

  A. 庆大霉素   B. 青霉素

C. 四环素　　　　　　　D. 氯霉素

E. 红霉素

12. 青霉素G对下列哪种细菌基本无效

A. 溶血性链球菌　　　　B. 脑膜炎奈瑟菌

C. 破伤风杆菌　　　　　D. 梅毒螺旋体

E. 变形杆菌

13. 治疗破伤风惊厥宜首选

A. 青霉素　　　　　　　B. 四环素

C. 红霉素　　　　　　　D. 青霉素+破伤风抗毒素

E. 青霉素+破伤风抗毒素+硫酸镁

14. 治疗梅毒、钩端螺旋体的首选药是

A. 四环素　　B. 红霉素　　C. 青霉素

D. 氯霉素　　E. 链霉素

15. 青霉素的抗菌谱不包括下列哪一项

A. 肺炎球菌　　　　　　B. 破伤风杆菌

C. 脑膜炎双球菌　　　　D. 厌氧菌

E. 钩端螺旋体

16. 应用青霉素治疗下列哪一种疾病时可引起赫氏反应

A. 大叶性肺炎

B. 梅毒或钩端螺旋体

C. 草绿色链球菌心内膜炎

D. 急性咽炎

E. 流行性脑脊髓膜炎

17. 治疗流行性细菌性脑脊髓炎的最佳联合用药是

A. 青霉素+链霉素　　　B. 青霉素+磺胺嘧啶

C. 青霉素+氧氟沙星　　D. 青霉素+诺氟沙星

E. 青霉素+四环素

18. 对青霉素G最易产生耐药性的细菌是

A. 肺炎球菌　　　　　　B. 溶血性链球菌

C. 白喉棒状杆菌　　　　D. 破伤风杆菌

E. 金黄色葡萄球菌

19. 关于青霉素使用，正确的是

A. 有过敏史者绝对要皮试

B. 合用碳酸氢钠可提高疗效

C. 口服可治疗肠道感染

D. 提前24h配制才能溶解

E. 外用治疗化脓性球菌引起的感染

20. 青霉素属于

A. 静止期杀菌剂　　　　B. 繁殖期杀菌剂

C. 快速抑菌剂　　　　　D. 慢速抑菌剂

E. 非特异性杀菌剂

（二）A2型题

21. 患者，男，咽炎，注射青霉素后1min，呼吸急促，面部发绀，心率130次/分，血压60/40mmHg。抢救药物是

A. 地塞米松+去甲肾上腺素

B. 地塞米松+多巴胺

C. 曲安西龙+异丙肾上腺素

D. 地塞米松+肾上腺素

E. 地塞米松+山莨菪碱

22. 患者，女，25岁，因全身玫瑰疹，且外阴部位出现不痛不痒的扁平湿疣就诊，诊断为2期梅毒，首选的治疗药物为

A. 庆大霉素　　　　B. 青霉素　　　　C. 红霉素

D. 头孢噻肟　　　　E. 氨曲南

23. 患者，女，38岁，有慢性肾病史，确诊暴发型流行性脑膜炎。应首选下列哪个药物治疗

A. 磺胺嘧啶（SD）　　　B. 青霉素G

C. 头孢氨苄　　　　　　D. 头孢呋辛

E. 复方新诺明

24. 患者，男，25岁，大面积烧伤后铜绿假单胞菌感染，同时伴有肾功能严重损害，应选用的药物是

A. 庆大霉素　　　　B. 氨苄西林　　　　C. 氯霉素

D. 羧苄西林　　　　E. 林可霉素

25. 患者，男，40岁，呼吸道感染，青霉素皮试阳性，不宜选用的药物是

A. 四环素　　　　　　　B. 红霉素

C. 林可霉素　　　　　　D. 头孢菌素

E. 庆大霉素

26. 患者，女，58岁，出现腹痛、高热、寒战、黄疸症状，确诊急性胆囊炎，宜选下列何药治疗

A. 四环素　　　　　　　B. 头孢曲松

C. 氯霉素　　　　　　　D. 庆大霉素

E. 青霉素G

27. 患者，男，30岁，右手臂伤口化脓严重，伴有1周左右发热，入院治疗，被诊断为铜绿假单胞菌感染，应选用的药物是

A. 庆大霉素　　　　　　B. 氨苄西林

C. 氯霉素　　　　　　　D. 羧苄西林

E. 林可霉素

28. 某女，28岁，因不明原因发热后入院，经检查诊断为草绿色链球菌引起的细菌性心内膜炎，应该选择的治疗方案是

A. 红霉素+青霉素G

B. 链霉素+青霉素G

C. 庆大霉素+青霉素G

D. 羧苄西林+阿莫西林

E. 林可霉素+克林霉素

29. 患者，男，25岁。寒战、高热、胸痛、咳嗽，咳铁锈样痰，胸透显示右上肺有片状致密阴影，诊断为大叶性肺炎，首选的治疗药物为

A. 庆大霉素　　　　　　B. 青霉素

C. 红霉素　　　　　　　D. 头孢噻肟

E. 氨曲南

30. 患者，男，36岁。因放烟花时被火焰烧伤，手掌、面部、大腿前侧皮肤有水疱，部分撕破前来就诊，创面细菌培养有铜绿假单胞菌生长。下列抗生素可作为首选的是

    A. 头孢他啶　　　　B. 利福平　　　　C. 链霉素

    D. 红霉素　　　　　E. 四环素

（三）B1型题

（31~33题共用备选答案）

    A. 青霉素G　　　　B. 美西林

    C. 氯唑西林　　　　D. 阿莫西林

    E. 哌拉西林

31. 对铜绿假单胞菌有作用的药物是

32. 可用于耐青霉素G金黄色葡萄球菌引起的感染的药物是

33. 对酸稳定性高、可以口服的药物是

（34~37题共用备选答案）

    A. 青霉素　　　　　B. 头孢他啶

    C. 氨苄西林　　　　D. 头孢氨苄

    E. 苯唑西林

34. 钩端螺旋体病选用

35. 对铜绿假单胞菌、革兰氏阳性菌、阴性菌具有很强的抗菌作用的是

36. 伤寒、副伤寒选用

37. 可用于耐药金黄色葡萄球菌酶感染的半合成青霉素是

（38~40题共用备选答案）

    A. 苯唑西林　　　　B. 青霉素

    C. 氨苄西林　　　　D. 头孢氨苄

    E. 克拉维酸

38. 耐酶青霉素中的半合成青霉素是

39. 主要自肾小管分泌的是

40. 属于β-内酰胺酶抑制药的有

（四）X型题

41. 具有β-内酰胺结构的药物是

    A. 氨苄西林　　　　B. 克拉维酸

    C. 头孢哌酮　　　　D. 氨曲南

    E. 青霉素G

42. β-内酰胺类抗生素的抗菌作用机制是

    A. 抑制二氢叶酸合成酶

    B. 抑制胞壁黏肽合成酶

    C. 触发细菌自溶酶活性

    D. 抑制细菌核酸代谢

    E. 抑制细菌蛋白质合成

43. 可成为青霉素变态反应致敏原的是

    A. 制剂中的青霉噻唑蛋白

    B. 制剂中的青霉烯酸

    C. 制剂中的钾离子

    D. 6-APA高分子聚合物

    E. 青霉素

44. 关于β-内酰胺酶抑制剂叙述，正确的是

    A. 具有β-内酰胺结构

    B. 抗菌作用弱

    C. 与β-内酰胺类药合用

    D. 提高β-内酰胺类抗菌效果

    E. 减少过敏性休克的发生

45. 第三代头孢菌素的特点叙述正确的是

    A. 血浆半衰期较长，体内分布广

    B. 对肾脏基本无毒性

    C. 对β-内酰胺酶稳定性高

    D. 对革兰氏阳性菌作用不及第一、二代

    E. 对铜绿假单胞菌和厌氧菌有效

二、问答题

1. 简述青霉素的抗菌机制，详述青霉素抗菌谱，说出其体内过程特点。

2. 试述头孢菌素类抗生素的特点。

3. β-内酰胺类抗生素产生耐药性的机制是什么？常用的β-酰胺酶抑制剂有哪些？

三、病案分析题

1. 早产男婴，10日龄时发热昏迷入院，皮肤黄染，囟门饱满，病理反射征阳性，脑脊液中有大量的中性粒细胞。

问题：

（1）对于此男婴的治疗应该首选什么药物？

（2）该药物最严重的不良反应是什么，应该采取哪些防治措施？

2. 患者，男，55岁。既往有慢性肾病史。突发高热、呕吐、惊厥，数小时后出现面色苍白、四肢厥冷、脉搏细速、血压下降、体温升高。经实验室检查诊断为暴发型流脑，需要进行治疗。

（1）选择哪种抗菌药？（单选）

    A. 磺胺嘧啶　　　　B. 庆大霉素

    C. 大剂量青霉素　　D. 氨苄西林

（2）除了抗菌药之外，还必须使用（单选）

    A. 呋塞米　　　　　B. 阿托品

    C. 酚妥拉明　　　　D. 糖皮质激素

（3）使用上述药物的目的是（单选）

    A. 升高血压

    B. 减轻组织器官损害以度过危险期

    C. 促进脑细胞功能恢复

    D. 利尿，降低颅内压

（4）应用上述药物的原则是（多选）

    A. 短期用药　　　　B. 大剂量用药

    C. 长期用药　　　　D. 早期用药

    E. 小剂量用药

（黄　宁）

第三十四章　大环内酯类、林可霉素类及其他抗生素

━━━━━ 大纲要求 ━━━━━

一、掌握

大环内酯类抗生素的共同抗菌作用特点及机制。

二、熟悉

1. 红霉素的抗菌作用、临床应用及不良反应。

2. 林可霉素、克林霉素的体内过程特点及临床应用。

三、了解

1. 新型大环内酯类抗生素的作用特点。

2. 林可霉素及克林霉素的抗菌作用。

━━━━━●○ 复习思考题 ○●━━━━━

一、选择题

（一）A1型题

1. 治疗军团菌感染应首选
   A. 青霉素G　　　　　　B. 红霉素
   C. 四环素　　　　　　　D. 链霉素
   E. 氯霉素

2. 红霉素的主要不良反应是
   A. 肝损害　　　　　　　B. 过敏反应
   C. 胃肠道反应　　　　　D. 二重感染
   E. 耳毒性

3. 治疗支原体肺炎宜首选
   A. 青霉素G　　　　　　B. 红霉素
   C. 氯霉素　　　　　　　D. 链霉素
   E. 克林霉素

4. 治疗急、慢性骨及关节感染宜首选的口服药物是
   A. 青霉素G　　　　　　B. 两性霉素B
   C. 克林霉素　　　　　　D. 林可霉素
   E. 吉他霉素

5. 红霉素与林可霉素合用可以
   A. 扩大抗菌谱　　　　　B. 增强抗菌活性
   C. 减少不良反应　　　　D. 增加生物利用度
   E. 互相竞争结合部位，产生拮抗作用

6. 万古霉素的抗菌作用机制是
   A. 阻碍细菌细胞壁的合成
   B. 干扰细菌的叶酸代谢
   C. 影响细菌胞质膜的通透性
   D. 抑制细菌蛋白质的合成
   E. 抑制细菌核酸代谢

7. 大环内酯类抗生素不包括

A. 阿奇霉素　　　　　　B. 螺旋霉素
C. 克拉霉素　　　　　　D. 林可霉素
E. 罗红霉素

8. 万古霉素的特点是
   A. 仅对G⁺菌有强大的杀灭作用
   B. 抑制蛋白质的合成而杀菌
   C. 易产生抗药性
   D. 与其他抗生素有交叉耐药性
   E. 治疗伤寒有良效

9. 容易导致"假膜性肠炎"的药物是
   A. 青霉素G　　　　　　B. 多黏菌素B
   C. 红霉素　　　　　　　D. 林可霉素
   E. 吉他霉素

10. 下列哪种药物对"假膜性肠炎"有较好的治疗作用
    A. 林可霉素　　　　　　B. 多黏菌素B
    C. 红霉素　　　　　　　D. 氯霉素
    E. 万古霉素

（二）A2型题

11. 患者，男，18岁，确诊为金黄色葡萄球菌引起的急性骨髓炎，最佳选药应是
    A. 红霉素　　　　　　　B. 庆大霉素
    C. 青霉素G　　　　　　D. 四环素
    E. 林可霉素

12. 患者，女，18岁，上呼吸道感染、高热，青霉素皮试阳性，宜选用下列何药治疗
    A. 红霉素　　　　　　　B. 羧苄西林
    C. 阿莫西林　　　　　　D. 卡那霉素
    E. 头孢氨苄

13. 患者，男，2岁，高热，呼吸困难，双肺散在小水泡

音，诊断为支气管肺炎，青霉素皮试（＋），宜选用

A. 氯霉素   B. 四环素

C. 头孢唑啉   D. 磺胺嘧啶

E. 红霉素

14. 患者，男，28岁，平时体健，于3周前因右侧智齿冠周炎进行保守处理，但是近日来全身寒战、发热，体温39.4℃，白细胞计数15×10^9/L，食欲减退，嗜睡，自述右下颌骨剧烈跳痛，检查：口腔黏膜及面颊部软组织肿胀，充血，不能咀嚼食物。X线片可见右侧下颌角处骨质破坏，有死骨形成，细菌学检查发现为金黄色葡萄球菌（＋），则治疗时的首选药物为

A. 头孢拉定   B. 青霉素

C. 多西环素   D. 克林霉素

E. 红霉素

15. 患者，男，30岁，被诊断为支原体感染，应该首选的是

A. 头孢拉定   B. 青霉素 G

C. 庆大霉素   D. 林可霉素

E. 阿奇霉素

（三）B1型题

（16～18题共用备选答案）

A. 万古霉素   B. 林可霉素

C. 青霉素   D. 链霉素

E. 四环素

16. 与细菌核糖体50S亚基结合，抑制蛋白质合成的是

17. 主要用于治疗骨关节感染的是

18. 阻碍细菌细胞壁合成，用于治疗耐酶金黄色葡萄球菌引起的严重感染的是

（19、20题共用备选答案）

A. 在小肠上段吸收不完全，易被胃酸破坏，一般制成肠溶片

B. 对酸稳定，口服吸收较其他制剂好，无味，可供儿童使用

C. 对酸稳定，组织穿透力强，抗菌谱广，抗菌活性高

D. 口服吸收迅速、完全，吸收后可分布于骨组织和骨髓中

E. 口服易被胃酸破坏，吸收少而不规则，肌内注射吸收完全

19. 红霉素是

20. 甲红霉素是

（四）X型题

21. 克林霉素的抗菌谱包括

A. 多数厌氧菌

B. G⁻杆菌

C. 耐青霉素金黄色葡萄球菌

D. G⁺球菌

E. 真菌

22. 罗红霉素与红霉素比较，主要特点是

A. 抗菌谱扩大   B. 抗菌活性增强

C. 半衰期延长   D. 血及组织中药物浓度高

E. 可透过血脑屏障

23. 红霉素的不良反应有

A. 心律失常   B. 胃肠道反应

C. 肾毒性   D. 肝损害

E. 静脉注射可致血栓性静脉炎

24. 红霉素的体内过程特点是

A. 不耐酸，口服用肠溶糖衣片

B. 口服不吸收

C. 胆汁中浓度高

D. 大部分经肝破坏

E. 大部分以原形经肾排泄

25. 麦迪霉素

A. 主要为红霉素的代替品

B. 不能透过正常脑膜

C. 主要在体内代谢，仅少量经尿排出

D. 抗菌性能强于红霉素

E. 口服吸收好，作用时间长

二、问答题

1. 大环内酯类抗生素临床可应用于哪些疾病？

2. 林可霉素的抗菌作用机制是什么？

三、病案分析题

某患儿，10岁，发热、咳嗽5天加重，伴气促2天入院。入院前5天，患儿受凉发热，体温38～39℃，伴鼻塞，咳嗽，流涕，咳嗽时伴有呕吐，在当地医院给予青霉素治疗3天，效果不佳而入我院。查体：T 38.5℃，R 66次/分，P 160次/分。急性重病容，烦躁不安，呼吸深大，鼻翼扇动，口唇发绀，三凹征阳性，双肺底可闻及细湿啰音。心率160次/分，律齐。

肺部CT检查：右侧胸腔见条形液性密度阴影。纵隔内见肿大的淋巴结阴影。考虑右肺炎症性，右侧胸腔少量积液。

诊断：支原体肺炎。

问题：

1. 支原体肺炎可选用哪些药物治疗，其用药依据是什么？

2. 大环内酯类抗生素的作用机制是什么？

（黄 宁）

第三十五章　氨基糖苷类抗生素

大纲要求

一、掌握

氨基糖苷类抗生素的共性：抗菌作用特点、抗菌谱、作用机制、主要耐药机制、体内过程特点及不良反应。

二、熟悉

链霉素、庆大霉素的抗菌作用特点及临床应用。

三、了解

妥布霉素、卡那霉素、阿米卡星、奈替米星的抗菌作用特点及临床应用。

复习思考题

一、选择题

（一）A1型题

1. 某患者在连续肌内注射了庆大霉素后出现耳鸣、听力减退，可能与庆大霉素的哪种不良反应有关
   A. 肾毒性　　　　　　　B. 耳毒性
   C. 变态反应　　　　　　D. 胃肠道反应
   E. 神经肌肉阻断作用

2. 某患者因感染性心内膜炎使用链霉素后出现多尿、蛋白尿，这可能是
   A. 肾毒性　　　　　　　B. 耳毒性
   C. 变态反应　　　　　　D. 胃肠道反应
   E. 神经肌肉阻断作用

3. 可用于治疗结核的氨基糖苷类抗生素是
   A. 链霉素　　　　　　　B. 庆大霉素
   C. 妥布霉素　　　　　　D. 阿米卡星
   E. 异烟肼

4. 庆大霉素与青霉素合用后，正确的是
   A. 增加肾毒性　　　　　B. 抗菌作用增强
   C. 增加耳毒性　　　　　D. 对两药抗菌作用无影响
   E. 抗菌作用减弱

5. 以下哪种药物可以和氨基糖苷类抗生素合用
   A. 万古霉素　　　　　　B. 头孢噻吩
   C. 呋塞米　　　　　　　D. 青霉素
   E. 顺铂

6. 氨基糖苷类抗生素消除的主要途径是
   A. 以原形经肾小球滤过排出
   B. 经肾小管分泌排出
   C. 经肝微粒体酶氧化灭活
   D. 经乙酰化灭活
   E. 被磷酸化酶钝化

7. 对前庭功能损害作用发生率最低的氨基糖苷类抗生素是
   A. 奈替米星　　　　　　B. 新霉素
   C. 庆大霉素　　　　　　D. 卡那霉素
   E. 链霉素

8. 肾脏毒性最低的氨基糖苷类抗生素是
   A. 庆大霉素　　　　　　B. 奈替米星
   C. 链霉素　　　　　　　D. 卡那霉素
   E. 新霉素

9. 耳、肾毒性最大的氨基糖苷类抗生素是
   A. 卡那霉素　　　　　　B. 庆大霉素
   C. 西索米星　　　　　　D. 新霉素
   E. 奈替米星

10. 氨基糖苷类抗生素不包括下列哪种药物
    A. 卡那霉素　　　　　　B. 庆大霉素
    C. 西索米星　　　　　　D. 四环素
    E. 奈替米星

11. 氨基糖苷类抗生素的不良反应不包括
    A. 红人综合征　　　　　B. 肾毒性
    C. 耳毒性　　　　　　　D. 过敏反应
    E. 神经肌肉阻断作用

12. 关于氨基糖苷类抗生素的体内分布，其浓度较高的部位是
    A. 细胞外液　　　　　　B. 血液
    C. 病变组织　　　　　　D. 脑脊液
    E. 肾脏皮质

13. 对肠道铜绿假单胞菌、革兰氏阴性杆菌产生的灭活酶稳定的氨基糖苷类抗生素是
    A. 卡那霉素　　　　　　B. 妥布霉素
    C. 链霉素　　　　　　　D. 氯霉素
    E. 阿米卡星

14. 与呋塞米合用会增强耳毒性的药物是
    A. 头孢菌素类　　　　B. 青霉素
    C. 四环素　　　　　　D. 氨基糖苷类
    E. 红霉素

15. 氨基糖苷类抗生素的杀菌特点错误的是
    A. 对厌氧菌有效
    B. 对需氧菌有效
    C. 抗生素后效（PAE）长
    D. 碱性环境中抗菌活性增强
    E. 具有初次接触效应

（二）A2型题

16. 患者，女，48岁。发热，贫血貌，杵状指，皮肤黏膜有多处小出血点，心脏三尖瓣听诊闻及三级吹风样杂音，血液细菌培养为草绿色链球菌，下列治疗方案合适的是
    A. 阿莫西林+青霉素G
    B. 庆大霉素+青霉素G
    C. 链霉素+阿米卡星
    D. 氨苄西林+阿莫西林
    E. 阿米卡星+妥布霉素

17. 患者，女，40岁。肺结核，给予链霉素肌内注射10min后，患者出现头晕、耳鸣、乏力、血压下降、心律失常、呼吸困难、意识模糊、晕倒等症状。出现上述症状的可能原因是
    A. 链霉素引起的神经肌肉阻滞
    B. 链霉素引起的过敏性休克
    C. 链霉素引起的肾毒性
    D. 链霉素引起的耳毒性
    E. 患者突发的心律失常

18. 患者，女，40岁。肺结核，给予链霉素肌内注射10min后，患者出现头晕、耳鸣、乏力、血压下降、心律失常、呼吸困难、意识模糊、晕倒等症状。应该给予下列哪种药物治疗
    A. 肾上腺素+糖皮质激素
    B. 链霉素
    C. 红霉素
    D. 青霉素G
    E. 阿奇霉素

19. 患者，男，20岁。因胃肠炎输液庆大霉素12天，2个月后感觉耳内发热、疼痛，经查听力下降。出现上述症状的可能原因是
    A. 庆大霉素用量不足
    B. 庆大霉素的过敏反应
    C. 庆大霉素的肾毒性
    D. 胃肠炎引起的听力下降
    E. 庆大霉素的耳毒性

20. 患者，男，20岁。因胃肠炎输液庆大霉素12天，2个月后感觉耳内发热、疼痛，经查听力下降。庆大霉素和以下哪种药物合用不会加重此症状
    A. 万古霉素　　　　　B. 强效利尿药
    C. 甘露醇　　　　　　D. 阿莫西林
    E. 镇吐药

（三）B1型题

（21～26题共用备选答案）
    A. 链霉素　　B. 庆大霉素　　　C. 新霉素
    D. 卡那霉素　E. 阿米卡星

21. 耳毒性最大的氨基糖苷类抗生素是

22. 肾毒性最大的氨基糖苷类抗生素是

23. 临床常用于治疗结核病的药物是

24. 首选用于治疗兔热病（土拉菌病）的药物是

25. 首选用于沙雷菌属的氨基糖苷类抗生素是

26. 首选用于氨基糖苷类耐药菌感染的药物是

（27～29题共用备选答案）
    A. 抑制细菌细胞壁的合成
    B. 抑制DNA回旋酶
    C. 阻碍细菌蛋白质合成的多个阶段
    D. 抑制拓扑异构酶
    E. 与细菌核糖体50S亚基结合，抑制细菌蛋白质的合成

27. 氨基糖苷类抗生素的抗菌机制是

28. 大环内酯类抗生素的抗菌机制是

29. 头孢菌素类抗生素的抗菌机制是

（四）X型题

30. 氨基糖苷类抗生素共同的不良反应有
    A. 肝毒性　　　　　　B. 肾毒性
    C. 耳毒性　　　　　　D. 过敏反应
    E. 骨髓抑制

31. 不具有神经-肌肉阻断作用的药物是
    A. 红霉素　　　　　　B. 诺氟沙星
    C. 磺胺嘧啶　　　　　D. 庆大霉素
    E. 青霉素

32. 氨基糖苷类抗生素包括
    A. 卡那霉素　　　　　B. 庆大霉素
    C. 西索米星　　　　　D. 青霉素G
    E. 头孢拉定

33. 具有肾毒性的药物包括
    A. 卡那霉素　　　　　B. 庆大霉素
    C. 西索米星　　　　　D. 青霉素G
    E. 头孢噻吩

34. 对氨基糖苷类抗生素敏感的细菌是
    A. 各种厌氧菌
    B. 肠杆菌

C. 革兰氏阴性球菌

D. 金黄色葡萄球菌

E. 铜绿假单胞菌

35. 庆大霉素可用于治疗以下哪些感染

A. 铜绿假单胞菌

B. 结核性脑膜炎

C. 大肠埃希菌所致尿路感染

D. 革兰氏阴性杆菌引起的败血症

E. 细菌性心内膜炎

二、问答题

1. 氨基糖苷类抗生素的不良反应包括哪些?

2. 庆大霉素可用于治疗哪些疾病?

三、病案分析题

患者,女,12岁,上呼吸道感染经青霉素、链霉素治疗7天后痊愈,但患者自觉听力变弱,耳鸣,听力检查结果为平均听阈左25dB、右25dB。

问题:患者出现听力减退的原因是什么?

（郭　英）

第三十六章　四环素类及氯霉素类

大纲要求

一、掌握
二重感染的概念。

二、熟悉
1. 四环素类药物的抗菌作用共性、临床应用及主要不良反应。
2. 氯霉素类药物的抗菌作用特点、临床应用及主要不良反应。

复习思考题

一、选择题

（一）A1 型题

1. 氯霉素的主要不良反应为
   A. 变态反应　　　　　B. 假膜性小肠结肠炎
   C. 骨髓抑制　　　　　D. 胃肠道反应
   E. 耳毒性

2. 可引起灰婴综合征的抗生素是
   A. 氯霉素　　B. 四环素　　C. 红霉素
   D. 链霉素　　E. 青霉素

3. 引起幼儿牙釉质发育不全的药物是
   A. 链霉素　　B. 四环素　　C. 青霉素
   D. 红霉素　　E. 氯霉素

4. 下列四环素的不良反应不正确的是
   A. 二重感染　　B. 肝损伤　　C. 变态反应
   D. 耳毒性　　　E. 四环素牙

5. 新生儿应避免使用
   A. 青霉素　　B. 红霉素　　C. 阿奇霉素
   D. 氯霉素　　E. 头孢克肟

6. 斑疹伤寒首选
   A. 链霉素　　B. 四环素　　C. 磺胺嘧啶
   D. 多黏菌素　E. 青霉素

7. 用于治疗立克次体感染的抗菌药物是
   A. SMZ+TMP　　　　B. 氨苄西林
   C. 四环素　　　　　D. 链霉素
   E. 青霉素

8. 氯霉素在临床应用受限的主要原因是
   A. 抗菌活性弱　　　B. 血药浓度低
   C. 细菌易耐药　　　D. 严重损害造血系统
   E. 抗菌谱窄

9. 四环素的抗菌作用机制正确的是
   A. 抑制细菌细胞壁的合成
   B. 抑制 DNA 回旋酶
   C. 抑制细菌蛋白质的合成
   D. 抑制二氢叶酸还原酶
   E. 改变线粒体膜的通透性

10. 下列药物中抗菌谱最广的是
    A. 青霉素 G　　　　B. 庆大霉素
    C. 奈替米星　　　　D. 红霉素
    E. 四环素

（二）A2 型题

11. 患者，男，40 岁。有接触过流产病羊史，近 2 个月乏力、发热出汗、游走性关节痛，呈弛张热，曾有 3～5 天的间歇，之后仍发热如前，诊断为兔热病，该患者宜选用下列哪种治疗方案
    A. 庆大霉素+磺胺甲噁唑
    B. 阿莫西林+红霉素
    C. 阿米卡星+青霉素 G
    D. 链霉素+四环素
    E. 氯霉素+青霉素 G

12. 患者，女，12 岁。因伤寒服用氯霉素，1 周后查血常规发现有严重贫血，血红蛋白、白细胞和血小板明显减少。这种现象发生是因为氯霉素
    A. 抑制线粒体铁螯合酶的活性
    B. 缩短红细胞的寿命
    C. 破坏红细胞
    D. 抑制高尔基体的功能
    E. 增强吞噬细胞的功能

13. 患者，女，12 岁。因伤寒服用氯霉素，1 周后查血常规发现有严重贫血，血红蛋白、白细胞和血小板明显减少。关于这种现象的说法错误的是
    A. 此现象是由于氯霉素抑制线粒体铁螯合酶的活性
    B. 此现象属于可逆性血细胞减少

C. 此反应严重程度与疗程有关

D. 此反应发生率与剂量有关

E. 不会发展成再生障碍性贫血

14. 患者，男，40岁。发热38～39℃，寒战、全身肌肉酸痛、全身皮疹、头痛，确诊为斑疹伤寒。哪种药物可以治疗此病

A. 羧苄西林 　　　 B. 四环素

C. 复方新诺明 　　 D. 氯霉素

E. 氨苄西林

15. 患者，男，40岁。发热38～39℃，寒战、全身肌肉酸痛、全身皮疹、头痛，确诊为斑疹伤寒。服用四环素治疗后出现腹泻、肠道坏死、体液渗出等症状，应如何处理

A. 停药并口服万古霉素

B. 停药

C. 停药并口服氯霉素

D. 继续服用四环素

E. 停药并口服氨苄西林

（三）B1型题

（16～21题共用备选答案）

A. 影响骨、牙生长 　 B. 再生障碍性贫血

C. 50S亚基 　　　 D. 30S亚基

E. 立克次体感染

16. 四环素的不良反应是

17. 氯霉素的不良反应是

18. 四环素首选用于治疗

19. 四环素的作用靶点是

20. 氯霉素的作用靶点是

21. 大环内酯类的作用靶点是

（四）X型题

22. 下列属于四环素类药物的不良反应的是

A. 空腹口服易发生胃肠道反应

B. 长期大量给药可引起严重肝脏损害

C. 长期应用后可发生二重感染

D. 抑制骨髓造血系统

E. 耳毒性

23. 下列属于氯霉素类药物的不良反应的是

A. 灰婴综合征 　　 B. 过敏反应

C. 二重感染 　　　 D. 再生障碍性贫血

E. 可逆性血细胞减少

24. 关于四环素的抗菌特点，正确的是

A. 对阳性菌的作用强于阴性菌

B. 对阳性菌的作用不如青霉素类

C. 高浓度具有杀菌作用

D. 对阴性菌的作用不如氨基糖苷类

E. 低浓度具有杀菌作用

25. 关于氯霉素的抗菌特点，正确的是

A. 对阳性菌的作用强于阴性菌

B. 对阳性菌的作用不如青霉素类

C. 属抑菌药

D. 对结核分枝杆菌有效

E. 对流感嗜血杆菌有杀灭作用

26. 属于四环素类药物的是

A. 多西环素 　　　 B. 青霉素G

C. 万古霉素 　　　 D. 米诺环素

E. 替加环素

二、问答题

1. 四环素类抗生素的不良反应包括哪些？

2. 氯霉素的不良反应包括哪些？

三、病案分析题

患者，男，35岁。全身乏力、高热7天，体温39.5℃，心率110次/分，中性粒细胞72%，白细胞4.2×10⁹/L，淋巴细胞28%，肥达反应阳性，血培养阳性，嗜酸性粒细胞直接计数0。请给出用药建议。

（郭 英）

第三十七章 人工合成抗菌药

大纲要求

一、掌握

1. 喹诺酮类药物的抗菌作用机制。

2. 磺胺类药物、甲氧苄啶的抗菌机制及其合用的药理学基础。

二、熟悉

磺胺类药物的体内过程特点和主要不良反应。

三、了解

1. 氟喹诺酮类药物的抗菌作用特点、临床应用及主要不良反应。

2. 磺胺类药物的分类、临床应用。

复习思考题

一、选择题

（一）A1 型题

1. 喹诺酮类药物抗革兰氏阴性菌的作用机制是

　A. 抑制细菌细胞壁合成

　B. 抑制 DNA 回旋酶

　C. 抑制细菌蛋白质合成

　D. 抑制细菌叶酸合成

　E. 抑制二氢叶酸合成酶

2. 喹诺酮类药物抗革兰氏阳性菌的作用机制是

　A. 抑制细菌细胞壁合成

　B. 抑制 DNA 回旋酶

　C. 抑制细菌蛋白质合成

　D. 抑制拓扑异构酶Ⅳ

　E. 抑制细菌叶酸合成

3. 喹诺酮类药物的不良反应错误的是

　A. 胃肠道反应　　　B. 软骨损害

　C. 中枢神经系统症状　D. 再生障碍性贫血

　E. 光敏反应

4. 磺胺类药物的抗菌作用机制是

　A. 抑制二氢叶酸合成酶

　B. 抑制 DNA 回旋酶

　C. 抑制拓扑异构酶Ⅳ

　D. 抑制二氢叶酸还原酶

　E. 抑制细菌细胞壁合成

5. 甲氧苄啶的抗菌作用机制是

　A. 抑制二氢叶酸合成酶

　B. 抑制 DNA 回旋酶

　C. 抑制拓扑异构酶Ⅳ

　D. 抑制二氢叶酸还原酶

　E. 抑制细菌细胞壁合成

6. 磺胺类药物的不良反应错误的是

　A. 泌尿系统损害　　　B. 血液系统反应

　C. 过敏反应　　　　　D. 软骨损害

　E. 新生儿黄疸

7. 磺胺甲噁唑和甲氧苄啶合用可以

　A. 增加磺胺甲噁唑的吸收

　B. 增加甲氧苄啶的吸收

　C. 减慢磺胺甲噁唑的消除

　D. 发挥协同抗菌作用

　E. 减慢甲氧苄啶的消除

8. 下列药物的体外抑菌实验中，对铜绿假单胞菌抗菌活性最强的是

　A. 诺氟沙星　　　　　B. 环丙沙星

　C. 萘啶酸　　　　　　D. 吡哌酸

　E. 左氧氟沙星

9. 下列药物的体外抑菌实验中，对支原体、衣原体抗菌活性最强的是

　A. 诺氟沙星　　　　　B. 环丙沙星

　C. 萘啶酸　　　　　　D. 吡哌酸

　E. 左氧氟沙星

10. 首选用于治疗流行性脑脊髓膜炎的药物是

　A. 诺氟沙星　　　　　B. 环丙沙星

　C. 萘啶酸　　　　　　D. 磺胺嘧啶银

　E. 磺胺嘧啶

11. 广谱抑菌药，抗菌活性比SMZ强数十倍，单独应用易产生耐药性，需要和磺胺药合用的药物是
    A. 诺氟沙星　　　　B. 甲氧苄啶
    C. 氧氟沙星　　　　D. 甲硝唑
    E. 磺胺嘧啶

12. 新生儿或早产儿使用磺胺类药物造成黄疸的原因是
    A. 与胆红素竞争血浆蛋白结合部位
    B. 降低血脑屏障功能
    C. 磺胺类药物的消除减慢
    D. 抑制肝药酶
    E. 磺胺类药物的消除加快

13. 碳酸氢钠和磺胺类药物合用的目的是
    A. 减慢磺胺类药物的排泄
    B. 扩大抗菌谱
    C. 促进磺胺类药物的吸收
    D. 增强抗菌作用
    E. 减少不良反应

14. 用于烧伤、烫伤创面铜绿假单胞菌感染的药物是
    A. 磺胺嘧啶　　　　B. 阿莫西林
    C. 氯霉素　　　　　D. 磺胺嘧啶银
    E. 四环素

15. 喹诺酮类药物发生中枢神经系统毒性概率最大的是
    A. 诺氟沙星　　　　B. 氟罗沙星
    C. 司帕沙星　　　　D. 氧氟沙星
    E. 环丙沙星

（二）A2型题

16. 患者，男，37岁。患呼吸系统感染，痰培养结果为铜绿假单胞菌，使用喹诺酮类药物联合氨基糖苷类药物治疗，首选的喹诺酮类药物是
    A. 环丙沙星　　　　B. 洛美沙星
    C. 左氧氟沙星　　　D. 诺氟沙星
    E. 氧氟沙星

17. 患者，女，27岁。有癫痫病史4年，一直服药，近2年未发作。4日前因泌尿系统感染静脉给予抗生素治疗，次日午饭后突发癫痫，持续7min。至下午送医院共发作4次。该患者可能使用的抗生素是
    A. 青霉素G　　　　B. 多西环素
    C. 诺氟沙星　　　　D. 庆大霉素
    E. 头孢氨苄

18. 患者，男，19岁。上呼吸道感染服药治疗2周后出现叶酸缺乏症，这种症状与哪种药物有关
    A. 青霉素G　　　　B. 复方磺胺甲噁唑
    C. 阿奇霉素　　　　D. 头孢克洛
    E. 诺氟沙星

19. 患者，女，56岁。发热2日伴尿频、尿急、尿痛，尿常规示脓尿。诊断为慢性泌尿道感染和结膜炎。处方为环丙沙星、非那吡啶及复方磺胺甲噁唑（复

方新诺明）。服用药物时，应
    A. 增加饮水量
    B. 减少饮水量
    C. 不改变饮水量
    D. 肾功能不全患者不用调整剂量
    E. 肾功能不全患者不需要监测肾功能

20. 患者，女，56岁。发热2日伴尿频、尿急、尿痛，尿常规示脓尿。诊断为慢性泌尿道感染和结膜炎。处方为环丙沙星、非那吡啶及复方磺胺甲噁唑。服用药物时，饮水量的要求和下列哪种药物有关
    A. 环丙沙星　　　　B. 非那吡啶
    C. 复方磺胺甲噁唑　D. 三种药物都有关
    E. 三种药物都无关

（三）B1型题

（21～25题共用备选答案）
    A. 磺胺嘧啶　　　　B. 甲氧苄啶
    C. 柳氮磺吡啶　　　D. 磺胺醋酰
    E. 磺胺嘧啶银

21. 被称为磺胺增效剂的是

22. 首选用于治疗流脑的是

23. 用于治疗烧伤、烫伤创面感染的是

24. 用于眼科感染的是

25. 用于类风湿关节炎的是

（四）X型题

26. 甲氧苄啶和磺胺类药物合用的原因正确的是
    A. 抗菌活性增强
    B. 减少耐药
    C. 双重阻断细菌叶酸合成
    D. 减少不良反应
    E. 抗菌活性减弱

27. 喹诺酮类药物的抗菌作用机制是
    A. 抑制细菌细胞壁合成
    B. 抑制DNA回旋酶
    C. 抑制细菌蛋白质合成
    D. 抑制拓扑异构酶Ⅳ
    E. 抑制细菌叶酸的合成

28. 预防磺胺类药物造成的泌尿系统损伤的措施包括
    A. 碱化尿液
    B. 适当多饮水
    C. 避免长期用药
    D. 脱水、少尿及休克患者禁用
    E. 酸化尿液

29. 下列药物属于喹诺酮类的有
    A. 环丙沙星　　　　B. 头孢克洛
    C. 左氧氟沙星　　　D. 诺氟沙星
    E. 氧氟沙星

30. 下列药物属于磺胺类的有
    A. 磺胺嘧啶　　　　　B. 氧氟沙星
    C. 柳氮磺吡啶　　　　D. 磺胺醋酰
    E. 磺胺嘧啶银

二、问答题

1. 喹诺酮类药物可能引起哪些不良反应？
2. 磺胺类药物可能引起哪些不良反应？

三、病案分析题

患者，女，60岁，发热、咳嗽7天，体温39℃，心率80次/分，血常规示WBC11.90×10⁹/L，中性粒细胞79.4%，胸部CT示右肺中下叶阴影。已给予头孢哌酮及阿奇霉素治疗3天，病情无好转，改用莫西沙星3天后体温降至正常，原因是什么？

（郭　英）

第三十八章　抗真菌药及抗病毒药

大纲要求

一、掌握

1. 常用抗真菌药的特点及临床应用。
2. 常用抗病毒药的特点及临床应用。

二、熟悉

1. 常用抗真菌药的分类。
2. 常用抗病毒药的分类。

三、了解

1. 常用抗真菌药的作用机制、不良反应和体内过程特点。
2. 常用抗病毒药的作用机制、不良反应和体内过程特点。

复习思考题

一、选择题

（一）A1型题

1. 对浅表和深部真菌感染均有效的是

　　A. 酮康唑　　　　　　B. 灰黄霉素

　　C. 两性霉素B　　　　D. 制霉菌素

　　E. 克霉唑

2. 灰黄霉素不采用外用给药方式是因为

　　A. 透过皮肤药量难于控制

　　B. 不易透过皮肤角质层

　　C. 透过病变皮肤刺激性太大

　　D. 不易透过皮下组织

　　E. 局部给药无效，全身给药药效高

3. 两性霉素B的不良反应是

　　A. 高血钾

　　B. 血压升高

　　C. 寒战、高热、头痛、恶心呕吐

　　D. 血白细胞升高

　　E. 血小板升高

4. 下列哪种药物主要用于治疗阴道、胃肠道和口腔的念珠菌病

　　A. 制霉菌素　　　　　B. 灰黄霉素

　　C. 碘化物　　　　　　D. 两性霉素B

　　E. 利福平

5. 两性霉素B的作用机制是

　　A. 影响真菌细胞膜通透性

　　B. 抑制真菌DNA合成

　　C. 抑制真菌蛋白质合成

　　D. 抑制真菌细胞壁的合成

　　E. 抑制真菌细胞膜麦角固醇结合

6. 下列选项中的抗病毒药是

　　A. 5-氟胞嘧啶　　　　B. 阿昔洛韦

　　C. 氟康唑　　　　　　D. 酮康唑

　　E. 两性霉素B

7. 金刚烷胺主要用于预防

　　A. 丹毒

　　B. 亚洲甲型流感病毒引起的流感

　　C. 手癣

　　D. 钩端螺旋体病

　　E. 细菌性腹泻

8. 金刚烷胺的作用机制是

　　A. 阻止病毒DNA的生成

　　B. 阻止病毒体释放

　　C. 干扰病毒的组装

　　D. 干扰核酸的合成

　　E. 引起细胞内溶酶体释放所致的感染细胞的溶解

9. 碘苷主要用于

　　A. 结核病　　　　　　B. 疟疾

　　C. DNA病毒感染　　　D. 念珠菌感染

　　E. 血吸虫病

10. 第一个获准用于治疗AIDS感染的药物是

　　A. 更昔洛韦　　　　　B. 伐昔洛韦

　　C. 齐多夫定　　　　　D. 阿糖腺苷

E. 金刚烷胺

（二）A2型题

11. 6岁患儿，口腔黏膜、牙龈、舌及口唇周围皮肤黏膜充血，并出现小簇水疱，诊断为急性疱疹性口腔炎。下列哪种药物可以作为首选
    A. 阿昔洛韦　　　　　B. 两性霉素B
    C. 齐多夫定　　　　　D. 阿糖腺苷
    E. 金刚烷胺

12. 患者，男，50岁，因糖尿病合并皮肤感染，长期服用四环素等广谱抗生素，后咽部出现了白色薄膜，未引起重视，近来因消化不良、腹泻就诊，诊断为"白色念珠菌感染"，宜选用以下哪种药物治疗
    A. 制霉菌素　　　　　B. 灰黄霉素
    C. 阿昔韦洛　　　　　D. 两性霉素B
    E. 利福平

13. 患者，女，30岁，双脚趾间经常发痒并且有水疱，脱皮多年，细菌学检验有癣菌，此患者不宜用
    A. 酮康唑　　　　　　B. 咪康唑
    C. 碘苷　　　　　　　D. 氟康唑B
    E. 灰黄霉素

14. 患者，女，40岁，检查发现其丙氨酸氨基转移酶（ALT）异常升高而入院。其兄妹中有HBV相关肝硬化病史。实验室检查发现：ALT水平显著高于正常值，而血清学检查显示，乙肝表面抗原（HBsAg）阳性（＋），乙肝e抗原（HBeAg）阳性（＋），HBeAb阴性。诊断为乙型病毒性肝炎，该患者可用的治疗药物是
    A. 拉米夫定　　　　　B. 头孢噻肟
    C. 两性霉素B　　　　D. 阿昔洛韦
    E. 金刚烷胺

15. 刘某，男，43岁，有静脉吸毒史，近两个月反复出现低烧，伴咳嗽和腹泻。自述体重明显减轻。经实验室检查发现CD$_4$T淋巴细胞总数少于350个/mm^3，HIV抗体阳性，并经确诊试验证实，该患者可用的治疗药物是
    A. 头孢噻肟　　　　　B. 氨苄西林
    C. 庆大霉素　　　　　D. 齐多夫定
    E. 青霉素

（三）B1型题

（16～20题共用备选答案）
    A. 金刚烷胺　　　　　B. 碘苷
    C. 阿昔洛韦　　　　　D. 阿糖腺苷
    E. 利巴韦林

16. 又名病毒唑的药物是

17. 又名疱疹净的药物是

18. 又名无环鸟苷的药物是

19. 阻止病毒穿入宿主细胞并抑制其复制而抗病毒的药物是

20. 通过抑制DNA复制而抑制DNA病毒生长，但对RNA病毒无效的药物是

（三）X型题

21. 能治疗白色念珠菌感染的药物有
    A. 氟胞嘧啶　　　　　B. 两性霉素B
    C. 制霉菌素　　　　　D. 氟康唑
    E. 多黏菌素

22. 能治疗体癣又能治疗深部真菌感染的药物有
    A. 灰黄霉素　　　　　B. 两性霉素B
    C. 制菌霉素　　　　　D. 克霉唑
    E. 酮康唑

23. 两性霉素B的药理学特点是
    A. 口服有效　　　　　B. 治疗全身性真菌感染
    C. 能与麦角固醇结合　D. 有严重肾脏损害
    E. 损害细胞膜的通透性

24. 酮康唑的特点是
    A. 为口服与外用广谱抗真菌药
    B. 口服需酸性环境才能吸收
    C. 口服应制成肠溶片，不致被胃酸破坏
    D. 抗酸药等不能同服
    E. 脑脊液浓度较高

25. 灰黄霉素的特点是
    A. 抑制真菌核酸合成
    B. 局部用药对浅表真菌感染有效
    C. 吸收后以脂肪、皮肤、毛发等组织含量较高
    D. 大部分在肝内代谢
    E. 与巴比妥类药物合用，药效减弱

二、问答题

咪唑类抗真菌药的作用机制是什么？主要有哪些代表药物？这些代表药的特点是什么？

三、病案分析题

张某，女，34岁，近2个月反复出现发热，全身乏力、肌肉痛、关节痛，伴严重腹泻。同时在颈部、腋下、枕部及腹股沟出现了肿大的淋巴结。家属反映患者经常头痛，食欲下降、体重减轻明显并且其丈夫有静脉吸毒史。经实验室检查发现CD$_4$T淋巴细胞总数少于300个/mm^3，CD$_4$/CD$_8$＜1，HIV抗体阳性，并经确诊试验证实，该患者被诊断为HIV感染。

问题：

1. 目前已经上市的抗HIV药物有哪些种类？

2. 这些药物的代表药分别是什么？

（黄　宁）

第三十九章　抗结核病药及抗麻风病药

━━━━▶ 大纲要求 ◀━━━━

一、掌握

1. 抗结核病药分类及一线药。
2. 第一线抗结核病药异烟肼、利福平等的抗结核作用特点、体内过程的特点、临床应用及主要不良反应。

二、熟悉

抗结核病药的应用原则。

三、了解

其他抗结核病药。

━━━●○ 复习思考题 ○●━━━

一、选择题

（一）A1型题

1. 下列药物属于抗结核一线药物的是
   A. 异烟肼、利福平、对氨基水杨酸（PAS）
   B. 吡嗪酰胺、乙胺丁醇、PAS
   C. 异烟肼、利福平、链霉素
   D. 异烟肼、链霉素、红霉素
   E. 利福平、红霉素、链霉素

2. 对结核菌有治疗作用的氨基糖苷类药物是
   A. 庆大霉素　　　　　　B. 链霉素
   C. 大观霉素　　　　　　D. 阿米卡星
   E. 妥布霉素

3. 应用异烟肼时常合并使用维生素B_6的目的是
   A. 增强疗效
   B. 防止周围神经炎
   C. 延缓结核杆菌耐药性
   D. 减轻肝脏毒性
   E. 以上都正确

4. 下列药物中抗结核杆菌作用最弱的是
   A. 利福平　　　　　　　B. 链霉素
   C. 吡嗪酰胺　　　　　　D. PAS
   E. 乙胺丁醇

5. 应用乙胺丁醇时常合并使用维生素B_6的目的是
   A. 增强疗效
   B. 防止周围神经炎
   C. 延缓结核杆菌耐药性
   D. 减轻肝脏毒性
   E. 防止球后视神经炎

6. 下列抗结核药物中，具有抗麻风杆菌作用的是
   A. 利福平　　　　　　　B. 链霉素
   C. 吡嗪酰胺　　　　　　D. 异烟肼
   E. 乙胺丁醇

7. 选用异烟肼和PAS合用治疗结核的目的是
   A. 减轻肝脏毒性
   B. 增加药物穿透力
   C. 延缓耐药性产生，增强疗效
   D. 减慢异烟肼的代谢
   E. 延长异烟肼的作用

8. 关于异烟肼错误的是
   A. 有肝脏毒性　　　　　B. 药物穿透力弱
   C. 有神经毒性　　　　　D. 代谢个体差异大
   E. 常单独用于结核治疗以减轻药物联用副作用

9. 下列治疗结核的药物，穿透力较弱的一线药为
   A. 链霉素　　　　　　　B. 利福平
   C. 吡嗪酰胺　　　　　　D. 对氨基水杨酸
   E. 乙胺丁醇

10. 抗麻风病首选药物为
    A. 利福平　　　　　　　B. 链霉素
    C. 氨苯砜　　　　　　　D. 氨硫脲
    E. 环丙沙星

（二）A2型题

11. 某女，37岁，长期服用抗结核药物和低剂量避孕药，突然发现怀孕，可能与下列哪种药物有关
    A. 利福平　　　　　　　B. 链霉素
    C. 吡嗪酰胺　　　　　　D. 对氨基水杨酸
    E. 乙胺丁醇

12. 某女，34岁，长期服用抗结核药物，因月经推迟入院检查，检查发现患者妊娠约4周，患者不愿终止

妊娠，应停止使用下列哪种药物

 A. 异烟肼   B. 链霉素

 C. 吡嗪酰胺   D. 对氨基水杨酸

 E. 利福平

13. 患者，男，26岁，诊断为浸润性肺结核，使用抗结核药治疗数月后，出现耳鸣、耳聋可能与下列哪种药物有关

 A. 异烟肼   B. 链霉素

 C. 吡嗪酰胺   D. 对氨基水杨酸

 E. 利福平

14. 患者，男，22岁，因低热、咳嗽入院，经诊断为轻症初发型肺结核，下列治疗方案较合理的是

 A. 异烟肼＋链霉素 B. 链霉素＋PAS

 C. 异烟肼＋利福平 D. 吡嗪酰胺＋PAS

 E. 利福平＋链霉素

15. 患者，女，52岁，长期服用抗结核药物后出现红绿色盲、弱视等症状，应停止使用下列哪种药物

 A. 链霉素   B. 吡嗪酰胺

 C. 异烟肼   D. 对氨基水杨酸

 E. 乙胺丁醇

（三）B1型题

（16～21题共用备选答案）

 A. 异烟肼   B. 利福平

 C. 乙胺丁醇   D. 链霉素

 E. 吡嗪酰胺   F. 对氨基水杨酸钠

16. 抗结核疗效最差，常与其他抗结核药物连用以延缓耐药、增强疗效的是

17. 不同人群半衰期差别较大的药物是

18. 用药期间，尿液、泪液、汗液及粪便呈橘红色的是

19. 兼有抗麻风作用的是

20. 具有红绿色盲、球后视神经炎不良反应的是

21. 大剂量使用易发生周围神经炎的是

（四）X型题

22. 下列药物属于一线抗结核药物的是

 A. 链霉素   B. 吡嗪酰胺

 C. 异烟肼   D. 对氨基水杨酸

 E. 乙胺丁醇

23. 下列药物具有抗麻风杆菌作用的是

 A. 利福平   B. 链霉素

 C. 氨苯砜   D. 异烟肼

 E. 乙胺丁醇

24. 结核治疗原则为

 A. 早期用药

 B. 联合用药

 C. 坚持长期用药

 D. 为减少副作用，对症状轻的结核应单独用药

 E. 治疗过程中，应根据个体情况适量用药

25. 异烟肼的不良反应有

 A. 周围神经炎

 B. 肝损害

 C. 引起中枢神经系统症状

 D. 妨碍维生素B_6的利用

 E. 耳毒性

26. 异烟肼的作用特点是

 A. 抗结核杆菌能力强

 B. 穿透力强

 C. 代谢个体差异明显

 D. 单用不易产生耐药性

 E. 既可用于结核也可用于麻风

二、问答题

 异烟肼的不良反应包括哪些？

三、病案分析题

 患者，男，27岁，因低热、咳嗽伴气急、痰中带血约2周就诊。白细胞47×10^9/L，中性粒细胞0.7×10^9/L，X线胸片提示两肺弥漫性细小结节状阴影，约0.8mm大小，分布均匀，部分融合，结核菌素试验阳性，诊断为肺结核。

问题：

1. 抗结核用药原则是什么？

2. 该患可用何种用药方案？请列举1～2种方案。

（许宇辉）

第四十章　抗寄生虫药

大纲要求

一、掌握

抗疟药物氯喹、奎宁、青蒿素、伯氨喹、乙胺嘧啶等的药理作用、临床应用和主要不良反应。

二、熟悉

1. 抗血吸虫药物吡喹酮的药理作用及不良反应。
2. 抗蠕虫药物甲苯达唑、阿苯达唑、哌嗪的药理作用及临床应用。
3. 抗阿米巴药物甲硝唑的药理作用、临床应用及不良反应。

三、了解

1. 抗疟药物的合理应用。
2. 其他抗寄生虫药物的作用特点。

复习思考题

一、选择题

（一）A1 型题

1. 控制复发和阻止疟疾传播最有效的药物是
   A. 氯喹　　　　　　B. 奎宁
   C. 青蒿素　　　　　D. 伯氨喹
   E. 乙胺嘧啶

2. 主要用于病因性预防的抗疟药是
   A. 伯氨喹　　　　　B. 乙胺嘧啶
   C. 氯喹　　　　　　D. 奎宁
   E. 青蒿素

3. 用于暴发性脑型疟的药物是
   A. 青蒿素 + 糖皮质激素
   B. 氯喹 + 伯氨喹
   C. 乙胺嘧啶 + 周效磺胺
   D. 乙胺嘧啶
   E. 甲氟喹

4. 通过破坏疟原虫的生物膜及蛋白质导致虫体死亡的抗疟药是
   A. 青蒿素　　　　　B. 氯喹
   C. 奎宁　　　　　　D. 乙胺嘧啶
   E. 伯氨喹

5. 氯喹抗疟原虫的作用机制是
   A. 抑制二氢叶酸合成酶
   B. 抑制二氢叶酸还原酶
   C. 抑制葡萄糖 -6- 磷酸脱氢酶
   D. 抑制 DNA 复制
   E. 抑制蛋白质合成

6. 乙胺嘧啶抗疟原虫的作用机制是
   A. 抑制二氢叶酸合成酶
   B. 抑制二氢叶酸还原酶
   C. 抑制葡萄糖 -6- 磷酸脱氢酶
   D. 抑制 DNA 复制
   E. 抑制蛋白质合成

7. 导致红细胞内谷胱甘肽缺乏而引起的高铁血红蛋白血症的是
   A. 磺胺类　　　　　B. 砜类
   C. 伯氨喹　　　　　D. 青蒿素
   E. 乙胺嘧啶

8. 哌嗪类驱虫药主要用于治疗
   A. 血吸虫病　　　　B. 疟疾
   C. 鞭虫病　　　　　D. 蛔虫病和蛲虫病
   E. 钩虫病

9. 治疗蛔虫病和鞭虫病的首选药物是
   A. 甲硝唑　　　　　B. 乙胺嘧啶
   C. 吡喹酮　　　　　D. 甲苯达唑
   E. 哌嗪

10. 吡喹酮促使血吸虫出现肝转移的主要原因是
    A. 在肝脏内的浓度较高
    B. 虫体痉挛性麻痹，被血流冲入肝
    C. 首过消除明显
    D. 对肝脏的选择性比较高
    E. 肝肠循环的影响

（二）A2 型题

11. 某女 25 岁，怀孕 3 个月，确诊为恶性疟疾，应选用
    A. 氯喹　　　　　　B. 氯喹 + 伯氨喹
    C. 奎宁　　　　　　D. 奎宁 + 伯氨喹

E. 阿米帕林 + 伯氨喹

12. 某男性患者，30岁，农民，头晕乏力，粪中检出钩虫卵，血红蛋白60g/L，诊断为钩虫感染，缺铁性贫血。该患者除了口服铁剂，治疗钩虫病应首选
　　A. 甲硝唑　　　　　B. 阿苯达唑
　　C. 吡喹酮　　　　　D. 哌嗪
　　E. 伯氨喹

13. 患者，男，28岁，发热，腹痛，脓血便，粪中检出血吸虫卵，诊断为血吸虫病急性期。该患者应选用下列哪种药物治疗
　　A. 哌嗪　　　　　　B. 噻嘧啶
　　C. 吡喹酮　　　　　D. 乙胺嘧啶
　　E. 伯氨喹

（三）B1型题

（14～18题共用备选答案）
　　A. 噻嘧啶　　　　　B. 奎宁
　　C. 氯喹　　　　　　D. 吡喹酮
　　E. 阿苯达唑

14. 抗绦虫病的首选药物是

15. 属于咪唑类驱虫药的是

16. 与左旋咪唑合用可治疗严重钩虫感染的药物是

17. 抑制DNA的复制和转录，使DNA断裂的抗疟药是

18. 主要用于耐氯喹的脑型疟的抗疟药是

（四）X型题

19. 氯喹的药理作用包括
　　A. 抗疟疾　　　　　B. 抗结核病
　　C. 抗阿米巴　　　　D. 抗血吸虫
　　E. 免疫抑制

20. 主要用于控制症状的抗疟药物有
　　A. 青蒿素　　　　　B. 氯喹
　　C. 奎宁　　　　　　D. 乙胺嘧啶
　　E. 伯氨喹

21. 关于吡喹酮的药理作用描述正确的是
　　A. 口服吸收迅速而完全
　　B. 对各种血吸虫的成虫有显著的杀灭作用
　　C. 对其他吸虫和各种绦虫感染有效
　　D. 促进血吸虫的肝转移，并在肝内死亡
　　E. 抑制Ca^{2+}进入虫体，使虫体发生痉挛性麻痹

22. 吡喹酮的临床应用包括
　　A. 绦虫病　　　　　B. 肝脏华支睾吸虫病
　　C. 肠吸虫病　　　　D. 肺吸虫病
　　E. 血吸虫病

23. 治疗蛔虫病、鞭虫病和蛲虫病的首选药物是
　　A. 噻嘧啶　　　　　B. 甲苯达唑
　　C. 吡喹酮　　　　　D. 乙胺嘧啶
　　E. 阿苯达唑

二、简答题

试述常用抗疟药防治疟疾的作用环节及各自的特点（举例说明）。

三、病案分析题

患者，女，35岁，畏寒、发热1周。体查：体温37.7℃，脉搏85次/分，呼吸21次/分，血压17/9.5kPa，心、肺、腹均正常。辅助检查：尿常规示相对密度1.015、尿白蛋白15mg/L（正常值＜22mg/L）、红细胞（±）、管型（－）；血常规示红细胞500万/mm³，血红蛋白10.5g/L，中性粒细胞0.82，淋巴细胞0.028。空腹血糖5.9mmol/L。血涂片查疟原虫阳性，其余正常，诊断为疟疾。

问题：

1. 对该患者应用下列哪些药物治疗
　　A. 哌嗪　　　　　　B. 吡喹酮
　　C. 乙胺嘧啶　　　　D. 氯喹
　　E. 伯氨喹

2. 试述选用这些药物的依据。

（和丽芬）

第四十一章　抗恶性肿瘤药

━━━ 大纲要求 ━━━

一、掌握

抗肿瘤药的分类。

二、熟悉

各类抗肿瘤药物的作用机制、临床应用和不良反应。

三、了解

抗恶性肿瘤药物的应用原则。

━━━ 复习思考题 ━━━

一、选择题

（一）A1型题

1. 抗恶性肿瘤药物白消安的临床最佳适应证是
   - A. 急性淋巴细胞白血病
   - B. 急性粒细胞白血病
   - C. 慢性淋巴细胞白血病
   - D. 慢性粒细胞白血病
   - E. 慢性粒细胞白血病急性病变

2. 下列药物中，骨髓抑制不良反应较轻的是
   - A. 柔红霉素　　　　B. 博来霉素
   - C. 丝裂霉素 C　　　D. 放线菌素 D
   - E. 白消安

3. 为减轻甲氨蝶呤骨髓抑制毒性反应，常运用下列哪种药保护骨髓
   - A. 苯巴比妥　　　　B. 维生素 B_{12}
   - C. 碳酸氢钠　　　　D. 维生素 B_6
   - E. 亚叶酸钙

4. 甲氨蝶呤抗恶性肿瘤的作用机制是
   - A. 二氢叶酸还原酶抑制剂
   - B. 胸苷酸合成酶抑制剂
   - C. 嘌呤核苷酸互变抑制剂
   - D. 核苷酸还原酶抑制剂
   - E. 脱氧核糖核酸多聚酶抑制剂

5. 顺铂作为常用抗恶性肿瘤药物，首选用于治疗
   - A. 慢性淋巴细胞白血病
   - B. 多发性骨髓瘤
   - C. 非精原细胞性睾丸癌
   - D. 恶性淋巴瘤
   - E. 绒毛膜上皮细胞癌

6. 氟尿嘧啶对下列哪种肿瘤的疗效较好
   - A. 消化道癌
   - B. 卵巢癌
   - C. 慢性粒细胞白血病
   - D. 绒毛膜上皮癌
   - E. 膀胱癌和肺癌

7. 以下抗恶性肿瘤药物中属于M期特异性药物的是
   - A. 博来霉素　　　　B. 环磷酰胺
   - C. 甲氨蝶呤　　　　D. 糖皮质激素
   - E. 长春新碱

8. 环磷酰胺对哪种恶性肿瘤疗效最好
   - A. 多发性骨髓瘤　　B. 急性淋巴细胞白血病
   - C. 恶性淋巴瘤　　　D. 乳腺癌
   - E. 卵巢癌

9. 下列药物中易诱发出血性膀胱炎的是
   - A. 甲氨蝶呤　　　　B. 长春新碱
   - C. 环磷酰胺　　　　D. 顺铂
   - E. 柔红霉素

10. 下列为恶性肿瘤耐药的原因的是
    - A. G_1 期细胞对抗癌药不敏感
    - B. S 期细胞对抗癌药不敏感
    - C. G_2 期细胞对抗癌药不敏感
    - D. M 期细胞对抗癌药不敏感
    - E. G_0 期细胞对抗癌药不敏感

（二）A2型题

11. 患者，男，9岁，持续低热1周，在当地社区医院进行抗感染治疗无效，转院后诊断为急性淋巴细胞白血病，下列化疗药物适合使用的是
    - A. 丝裂霉素　　　　B. 环磷酰胺
    - C. 氟尿嘧啶　　　　D. 长春碱类
    - E. 白消安

12. 患者，男，59岁，前列腺癌术后3年，发现骨转移，下列化疗药物适合使用的是
 A. 雄激素类　　　　　　B. 雌激素类
 C. 氟尿嘧啶　　　　　　D. 他莫昔芬
 E. 氨鲁米特

13. 患者，男，48岁，咳嗽3个月有余，呼吸困难，静止时气急，时有咯血，检查发现右肺塌陷，非吸氧状态氧饱和度85%，组织学检查诊断为低分化型非小细胞肺癌。给予顺铂等药物化疗4个疗程后，影像学检查显示显著缓解。该患者使用的顺铂的作用机制为
 A. 影响DNA结构和功能
 B. 影响肿瘤细胞代谢功能
 C. 干扰RNA转录
 D. 阻碍蛋白质合成
 E. 调节激素平衡

14. 患者，男，50岁，直肠癌根治术后给予奥沙利铂+亚叶酸钙+氟尿嘧啶进行治疗，同时给予异甘草酸镁注射液和谷胱甘肽保肝治疗。经过共7周期治疗后，患者面部、手足肤色明显变暗，指（趾）端可见指甲略有改变。可能是下列哪种药物的剂量蓄积性毒性表现
 A. 奥沙利铂　　　　　　B. 亚叶酸钙
 C. 氟尿嘧啶　　　　　　D. 异甘草酸镁
 E. 谷胱甘肽

15. 患者，男，49岁，因"非霍奇金淋巴瘤"入院。行R-CHOP方案化疗2周期后出现四肢麻木、肌力下降、手指不能完全伸直、双手指间关节和掌指关节活动受限症状。该症状与下列何种药物毒性相关
 A. 利妥昔单抗　　　　　B. 环磷酰胺
 C. 多柔比星　　　　　　D. 长春新碱
 E. 泼尼松

（三）B1型题

（16～21题共用备选答案）
 A. 与DNA交联，影响DNA结构和功能
 B. 二氢叶酸还原酶抑制剂
 C. 与脱氧核糖核酸联结而阻碍RNA转录
 D. 阻碍纺锤丝形成，从而阻断有丝分裂，使细胞分裂停止于M期
 E. 抑制雌激素的分泌并对抗雌激素
 F. 抑制雄激素的分泌并对抗雄激素

16. 长春新碱的抗肿瘤机制是
17. 环磷酰胺的抗肿瘤机制是
18. 丙酸睾酮的抗肿瘤机制是
19. 甲氨蝶呤的抗肿瘤机制是
20. 放线菌素D的抗肿瘤机制是

21. 己烯雌酚的抗肿瘤机制是

（四）X型题

22. 下列药物可用于治疗急性淋巴细胞白血病的化疗药物是
 A. L-门冬酰胺酶　　　　B. 多柔比星
 C. 环磷酰胺　　　　　　D. 长春瑞滨
 E. 巯嘌呤

23. 关于甲氨蝶呤说法正确的是
 A. 化学结构与叶酸类似，抑制二氢叶酸还原酶
 B. 使四氢叶酸不能变成二氢叶酸，从而干扰脱氧核糖核酸和RNA合成
 C. 临床主要用于儿童急性淋巴细胞白血病
 D. 主要不良反应是消化道反应、骨髓抑制和脱发等
 E. 妊娠早期应用可致畸胎

24. 关于环磷酰胺说法正确的是
 A. 本品抗瘤谱较广，运用广泛
 B. 与脱氧核糖核酸发生交叉连接，影响DNA结构和功能
 C. 体外无活性，代谢产物具有抗肿瘤活性
 D. 对恶性淋巴瘤疗效较好
 E. 主要不良反应为骨髓抑制，过量可致化学性膀胱炎

25. 细胞毒类抗恶性肿瘤药物共有的不良反应包括
 A. 消化道黏膜损害
 B. 骨髓抑制
 C. 抑制免疫功能
 D. 脱发
 E. 肝、肾功能损害

26. 下列药物属于抑制蛋白质合成与功能的药物是
 A. L-门冬酰胺酶　　　　B. 长春碱类
 C. 紫杉醇类　　　　　　D. 喜树碱类
 E. 鬼臼毒素

二、问答题

1. 氟尿嘧啶的作用机制是什么？并简述其临床应用及不良反应。

2. 影响核酸生物合成的药物（抗代谢药）的分类及其代表药有哪些？

三、病案分析题

王某，女，47岁，因左侧乳房发现一个肿块1年就诊。患者自述约1年前，无意发现左侧乳房有肿块，无显著疼痛，故未在意。近来发现肿块不断增大，乳房皮肤肿胀，故来就诊。

查体：中年女性，一般状况尚好，体温36.7℃，脉搏68次/分，左侧乳房肿胀，皮肤出现橘皮样改变，触诊发现约4cm×5cm大小肿块，质地硬，表面不光滑，与周围组织分界不清，活动性差，局部疼痛。左侧腋窝可触及2个明显较硬的淋巴结，无触痛。

病理学活检：镜下可见大量病理性核分裂象低分

化乳腺癌上皮细胞。

　　诊断：乳腺癌，恶性，淋巴结转移

　　治疗意见：行乳腺癌根治外科手术，术后给予氟尿嘧啶和环磷酰胺进行术后治疗。

问题：

1. 上述术后治疗的两个药物，属于周期非特异性的是

　　A. 氟尿嘧啶　　B. 环磷酰胺

2. 抗肿瘤药物按生化机制分为哪几类？氟尿嘧啶和环磷酰胺属于哪类？

（许宇辉）

第四十二章 作用于免疫系统的药物

━━━━ 大纲要求 ━━━━

一、掌握

1. 免疫抑制剂、免疫增强剂的概念。

2. 免疫增强剂的分类及作用特点。

二、熟悉

糖皮质激素、环孢素、干扰素、转移因子、白细胞介素的应用和不良反应。

三、了解

免疫佐剂、单克隆抗体的应用。

━━━━○ 复习思考题 ○━━━━

一、选择题

（一）A1 型题

1. 下列何药可以选择性抑制 T 细胞活化

　　A. 泼尼松　　　　　　B. 硫唑嘌呤

　　C. 干扰素　　　　　　D. 环孢素

　　E. 转移因子

2. 器官移植后最常选用的免疫抑制药是

　　A. 泼尼松　　　　　　B. 转移因子

　　C. 环孢素　　　　　　D. 硫唑嘌呤

　　E. 白细胞介素

3. 下列何药可促进 B 细胞及自然杀伤细胞分化增殖

　　A. 环孢素　　　　　　B. 白细胞介素

　　C. 干扰素　　　　　　D. 胸腺素

　　E. 地塞米松

4. 卡介苗的主要适应证是

　　A. 病毒感染　　　　　B. 黑色素瘤

　　C. 获得性免疫缺陷病　D. 预防感冒

　　E. 自身免疫性疾病

5. 免疫抑制剂主要用于

　　A. 预防感冒

　　B. 细菌感染

　　C. 结核病

　　D. 器官移植和自身免疫性疾病

　　E. 风湿性心脏病

（二）A2 型题

6. 患者，男，50 岁，近期进行肾移植手术，为预防排斥反应，给予患者环孢素治疗。可能出现的最常见且严重的不良反应是

　　A. 心脏毒性反应　　　B. 肝毒性

　　C. 肾毒性　　　　　　D. 低血压

　　E. 血栓

7. 患者，女，5 岁，自幼多病，经诊断为先天性胸腺发育不全。为增强其免疫力，可考虑下列何种药物治疗

　　A. 环孢素　　　　　　B. 左旋咪唑

　　C. 转移因子　　　　　D. 硫唑嘌呤

　　E. 环磷酰胺

（三）B1 型题

（9～11 题共用备选答案）

　　A. 干扰素　　　　　　B. 环孢素

　　C. 卡介苗　　　　　　D. 泼尼松

　　E. 转移因子

9. 预防结核病选择

10. 抑制免疫多个环节选择

11. 具有抗病毒作用的免疫增强药物是

（四）X 型题

12. 可用于防止器官移植后的排斥反应的药物有

　　A. 泼尼松　　　　　　B. 硫唑嘌呤

　　C. 环孢素　　　　　　D. 干扰素

　　E. 转移因子

13. 免疫抑制药物可能引起的不良反应包括

　　A. 肾毒性　　　　　　B. 肝毒性

　　C. 骨髓抑制　　　　　D. 并发感染

　　E. 致畸胎

14. 免疫增强药物常用于

　　A. 慢性感染　　　　　B. 恶性肿瘤辅助治疗

C. 器官移植　　　　　D. 预防病毒性感染

E. 免疫缺陷病

二、简答题

1. 简述临床常用各类免疫抑制剂的临床应用。

2. 简述干扰素的作用、临床应用及不良反应。

三、病案分析题

患者，男，63岁，因慢性乙型肝炎致肝硬化于5个月前行肝移植术，术后规律行地塞米松、环孢素、硫唑嘌呤三联药物治疗。现因蛋白尿入院复查，查体：心、肺、腹（－）；辅助检查：尿常规示 Pro（＋＋）；血生化示 Cr 175μmol/L。医嘱降低环孢素用药剂量。

问题：

1. 患者器官移植后给予环孢素、地塞米松和硫唑嘌呤治疗有何意义？

2. 降低环孢素用药剂量的依据是什么？

（龙　榕）